1分鐘輕鬆做！

撅臀深蹲解痛術

整形外科醫師 兼 健身教練指導

專為腰與膝蓋設計的解痛對策

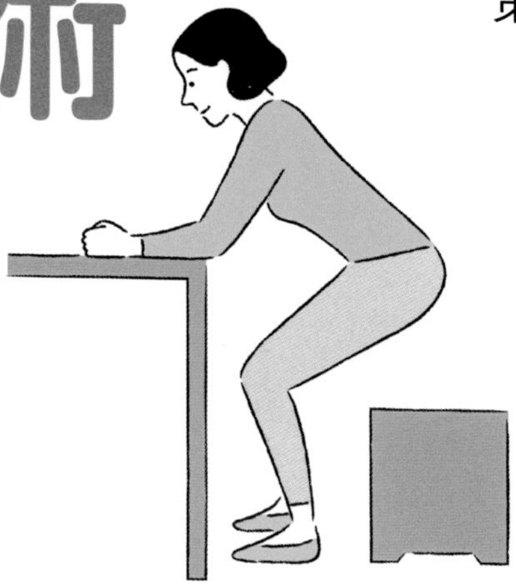

楓葉社

「腰痛」與「膝蓋痛」堪稱是「現代國民病」

您是否有十分在意的不適？身體某處的疼痛令您很是困擾吧。

日本二〇一九年的國民生活基礎調查中，公布了擾人的生病與受傷等主觀症狀的細項。

根據調查，男性的第一名是腰痛，第二名為肩膀僵硬，手腳關節痛（如膝蓋痛等）則位居第五名。女性則是肩膀僵硬與腰痛並列第一名，手腳關節痛位居第三名。

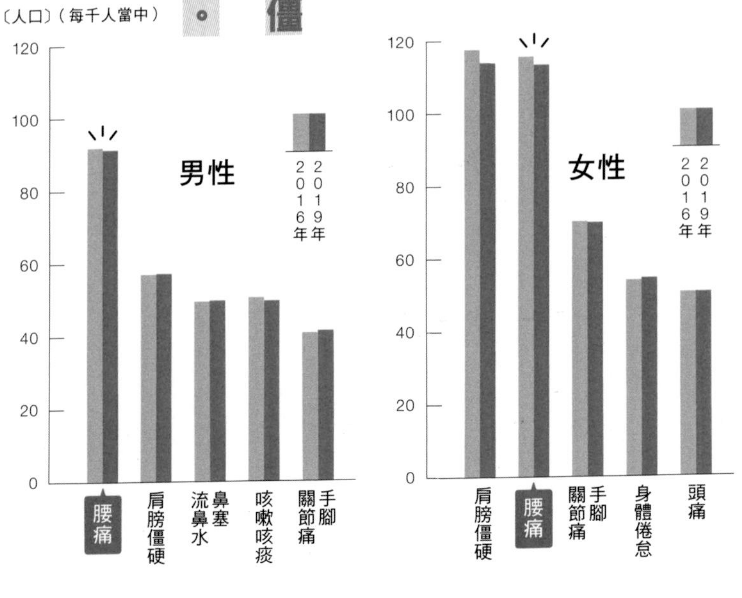
〔人口〕（每千人當中）
120
100
80
60
40
20
0
男性
2016年
2019年
腰痛
肩膀僵硬
鼻塞流鼻水
咳嗽咳痰
手腳關節痛
女性
肩膀僵硬
腰痛
手腳關節痛
身體倦怠
頭痛

依性別分類有症狀者的症狀前5名

出處：2019年國民生活基礎調查（日本厚生勞動省）

我自己平常在骨科看診時，

前來求助的患者中，最常見的問題是腰痛與膝蓋痛。

即使人們會告訴自己不要在意這些疼痛，但仍會感到困擾。

痛就是痛，這是無法忽視的現實。

在治療這些患者時，

我發現經常出現**兩種類型**。

一種是明明肌力不足卻勉強自己，結果引發疼痛。

另一種則是因疼痛而無法隨心所欲地活動身體，

結果導致肌力逐漸衰退，進而引發疼痛。

結論是，**兩者都需要肌肉訓練的復健。**

我想許多人對於肌肉訓練都會有抱有「麻煩」、「感覺很辛苦」「不想花時間做」等負面的聯想。

所以不難理解，為什麼患者多會仰賴藥物、按摩或電療。

不過，這些治療真的能恢復肌力，或是練出肌力嗎？

其中也有人會認為：「只要消除疼痛，就能夠活動身體，如此一來肌力也會漸漸隨之恢復吧？」

這種想法當然也沒錯。

然而，我想推薦各位
本書介紹的「擺臀深蹲」，
這是一種在上述肌力不足時
也能夠輕輕鬆鬆做到的訓練。

聽說一般的深蹲，很快就會讓人感到疲累，
而且過程也十分辛苦。
但擺臀深蹲能自行調整運動的強度，
可以輕鬆地持續進行。

您可以配合肌肉恢復、增進的狀況，甚或當天的心情與身體狀態，自由地控制運動的強度。

這就是這項訓練的最大好處。

不只如此，姿勢也很簡單，對運動初學者來說並不難，

只要學會基本姿勢，無論是誰都能輕鬆做到。

事實上，我的病人中也很多人在做這項訓練，

且有不少人正漸漸康復中。

膝蓋不好的人一聽到「深蹲」，就忍不住開始擔心膝蓋疼痛會更加惡化吧？

然而，**擺臀深蹲**

很多時候就算膝蓋不好也能做。

（在此聲明，並不是所有人都適合做）

這項訓練與各位略知一二的普通深蹲相比，

負荷量與運動方式完全不同。

再強調一次，擺臀深蹲與一般深蹲完全不同。

與一般站著進行的深蹲不同，
患有退化性關節炎等膝蓋疼痛者，
也能避開膝關節軟骨磨損最嚴重的部分，
自在地進行活動。

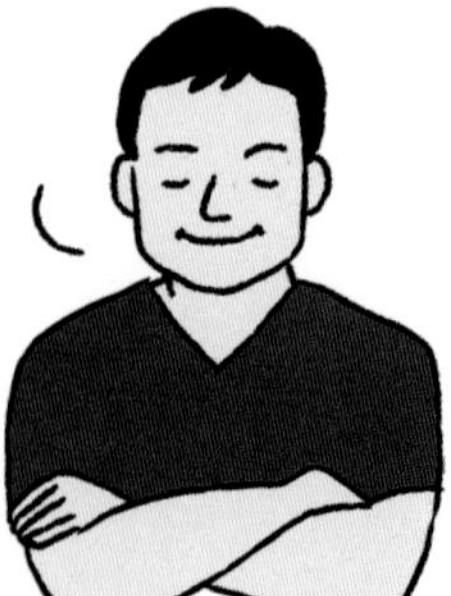

此外，擺臀深蹲也很適合身體沒有疼痛煩惱，但想要減肥的人。

這是因為，深蹲會用到臀部與大腿這些身體當中最大塊的肌肉，所以執行後消耗的卡路里也會特別多。這樣好處多多的擺臀深蹲，希望各位都來嘗試看看！

1分鐘輕鬆做！

擺臀深蹲解痛術

Contents

CHAPTER 1

不同於一般深蹲，擺臀深蹲的神奇功效！

CHAPTER 2
預防、治好腰痛與膝蓋痛的活用方法

CHAPTER 3
腰痛與膝蓋痛的成功改善經驗談

CHAPTER 4
正確的站坐姿勢，深蹲效果更加倍！

Column

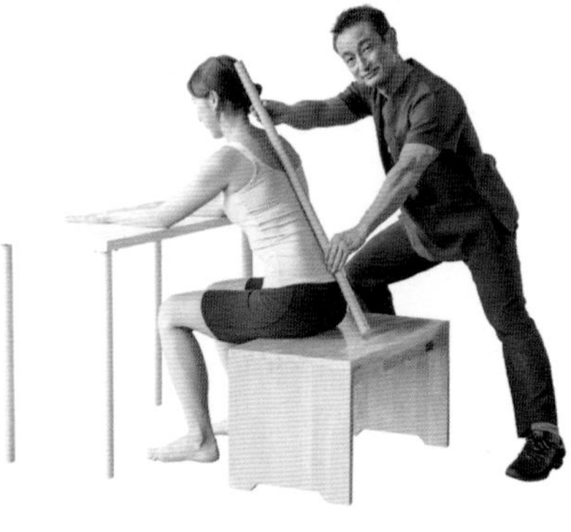

攝影……阿部高之
髮型師……枝村香織
模特兒……小林真琴
內文設計……岡本佳子（Kahito Commune）
DTP……畑山栄美子（エムアンドケイ）
插畫……森屋真偉子
企畫……印田友紀（smile editors）
編輯……黑木博子（smile editors）
小田切英史（主婦と生活社）

不同於一般深蹲
擺臀深蹲的
神奇功效！

CHAPTER

1

擺臀

桌邊深蹲

腰痛、膝蓋痛不再令你苦惱！擺臀深蹲為什麼能治好疼痛？

在說明擺臀深蹲之前，讓我們先認識**「何謂深蹲」**？

深蹲（Squat）是減肥訓練中相當具有代表性的項目，與仰臥推舉（Bench Press）、硬舉（Deadlift）並稱BIG3。這項訓練是透過在直立狀態下蹲，然後再站起的連貫動作，達到鍛鍊下半身的效果，尤其能訓練股四頭肌、臀大肌、臀中肌、大腿後側肌群以及小腿三頭肌等肌肉。

大家對深蹲的印象，或許是要在健身房舉著槓鈴，或是使用器材進行訓練，但其實靠著自身體重（也就是不使用任何器具，只靠自己的體重）也能獲得充分的效果。

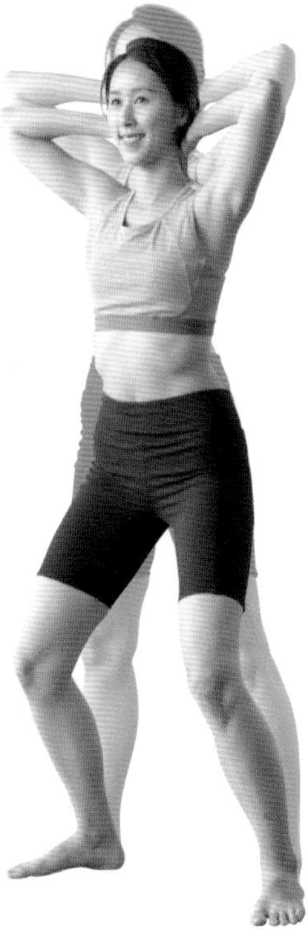

正確的深蹲

1

腳跟與肩同寬站立，腳尖稍微朝外（約30度）。身體重量放在腳拇指根部，稍微彎曲髖關節，只有上半身稍微前傾。

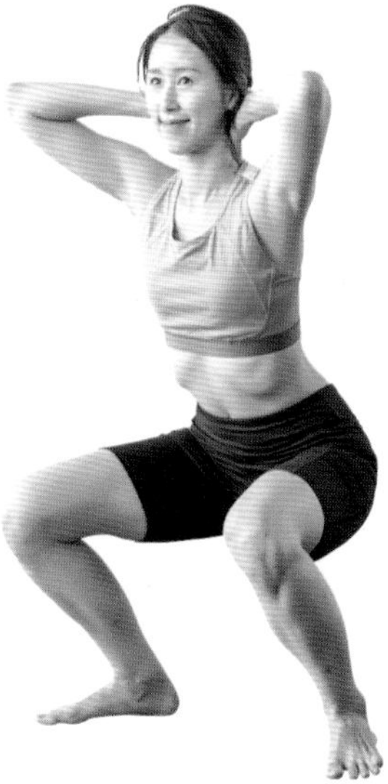

2

在重心沒有偏移的狀態下，繼續彎曲髖關節往下蹲，僅此而已。

錯誤百出的深蹲指導

坊間的深蹲指導，常見到兩種錯誤。而在這兩者之中，又以❶實在過於常見，導致人們常當成是真理與常識來給予指導，各位還請多加留意。

❶ ✕「膝蓋不要超出腳尖」是錯的！

在各種書籍或網路資訊，都把這件事寫得理所當然，但這其實是完全錯誤的觀念，這樣積非成是的情形真的令人十分擔心。我想這句話本來想指導的動作應該是「在直立、挺立的狀態下，不要只彎曲膝蓋往下蹲」，這樣的話就是正確的。我個人推測應該是不了解箇中邏輯的指導者，簡化成了只教導膝蓋不要超出腳尖。

當人想要由高到低降低視線時，最快的方式就是屈膝，所以深蹲當中「蹲下」的動作，大多會從膝蓋開始。然而，**深蹲正確的流程應該從髖關**

節開始。蹲下時，不是只有彎曲膝蓋，而是應把注意力放在髖關節的彎曲上才正確。這麼一來，下蹲到最低點時，膝蓋一定會微超出腳尖。在健力（Powerlifting）的深蹲競技中，可以看到所有選手也都是做出這個姿勢。

❷ ✕「重心在腳跟」是錯的！

這其實是與①相關聯的錯誤。身體為了在膝蓋不超出腳尖的前提下保持平衡，重心便不得不放在腳跟上。重心在腳跟，腳趾懸空的狀態下，我們還能夠使出最大的力氣嗎？

深蹲的過程中，從蹲下的狀態站起時，動作會有點像在跳躍。如果我們把重心放在腳跟跳躍時，能夠跳得很高嗎？答案是不可能。當我們把體重放在腳趾根部時，才可能跳得高；深蹲也是同樣的道理，如果重心沒有放在同樣的位置，就無法充分使力。

擺臀深蹲
就是這麼簡單！就是這麼厲害！

前面介紹了目前一般的深蹲，各位在了解深蹲這個名詞的同時，應該也意識到其姿勢的困難度，以及人們以往抱有的諸多誤解。而**本書介紹的擺臀深蹲，則是非常簡單，也能夠輕易實踐的訓練。**

什麼是擺臀深蹲？

擺臀深蹲是用手或手肘靠在桌面，並把體重施加在桌上，上下運動臀部的訓練。首先雙腳打開與肩同寬，接著腳尖朝向正前方，或稍微往外打開。一般是採三秒下、三秒上，反覆十次為一組，一天建議做兩~三組。其中有兩點需要注意，一是不要駝背，變成背部拱起的姿勢；二是膝蓋與腳尖的方向要一致。只要注意這兩點，其他都可自由調整。這個訓練不需要特別學習或刻意記住姿勢，與一般的深蹲相比，能夠更簡單、更安全地做到且不易犯錯。不過，各位請不要把注意力放在膝蓋的運動，而是要想著「挺直背脊並上下運動臀部」，緩慢上下運動臀部，效果更加。

缺乏體力的人可以這麼做

1. 盡可能靠著桌子，把體重施加在桌上。
2. 加快速度，改成2秒下、2秒上。
3. 做完1次下來回到原位後，可以靠著桌子休息一下。

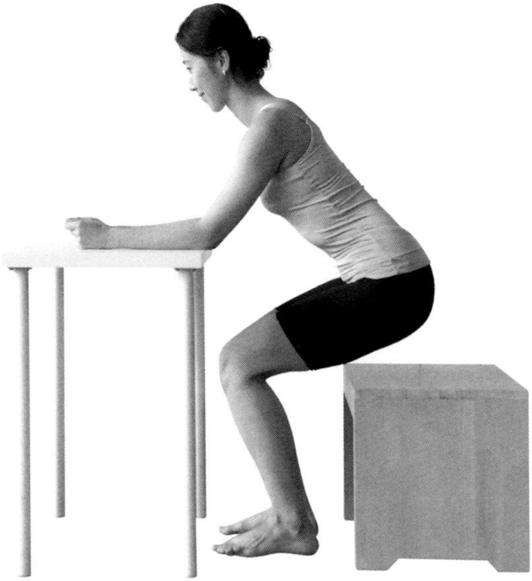

駝背與腰痛老毛病，就由擺臀深蹲消除不適

當我們嘗試做擺臀深蹲時，最需要注意的重點是**不要駝背，變成背部拱起的姿勢**，透過確實執行可維持背脊挺直的運動，便能鍛鍊腹肌與背肌；換句話說，就是能夠鍛鍊軀幹的肌力。除此之外，這項訓練還能讓身體留意要挺直背脊，如此便能減緩駝背與腰痛。在做擺臀深蹲時，如果能在腹部收縮的狀態下淺淺地呼吸，會更具有效果。

另外，我還必須從另一個觀點來告訴各位這項訓練的功效，而且說不定這個功效對各位來說，反而會更為重要。我們日常生活執行的各種動作中，總會無意識地彎腰挺腰，導致「腰部過度使用」。比如站著鞠躬時，我們會彎腰並前傾上半身，或是撿起、抬起掉落地面的東西時，也會駝背拱起腰部。

這些日常的姿勢都會對椎間盤造成壓迫，並對椎關節施加拉伸壓力。**透過擺臀深蹲，能讓身體學會在背脊伸直的狀態下運動髖關節的動作。**積極活動髖關節的動作，能夠抑制腰椎的過度運動，減輕腰部負擔，從而減緩腰痛。當腰痛減輕時，整個背部的肌肉也就能放鬆下來，因此這項訓練也有助於舒緩肩膀僵硬。

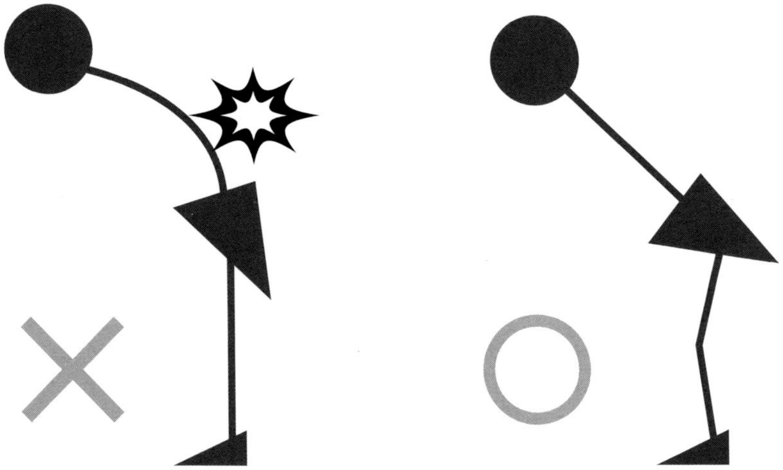

治好膝蓋痛，擺臀深蹲也能見效

深蹲練到最多的部位，是名為股四頭肌的大腿前側肌肉，而擺臀深蹲也一樣。有報告指出，膝蓋不好的人，尤其是退化性關節炎的患者當中，這塊股四頭肌會變得特別衰弱。股四頭肌變弱會改變膝蓋骨（膝蓋的髕骨）的傾斜方向、股骨（大腿的骨頭）與脛骨（小腿的骨頭）的配合度變差，反之若能適當訓練這塊肌肉，便能減緩膝蓋疼痛。

與一般深蹲相比，擺臀深蹲是靠在桌上，這樣可以減輕膝蓋所負擔的體重，所以能在不傷及膝蓋的前提下運動。

擺臀深蹲是怎麼發明出來？

本院是專治脊椎的診所，有許多肩膀僵硬或腰痛的病患會前來求診，我在仔細診察這些病患時，發現大家都有「駝背」的問題。此外，由於我也是名運動醫師，所以也有很多機會遇到膝蓋或髖關節不好的患者，而在仔細診察這類患者時，我則發現大家共通的問題是「下肢肌力不足」。再加上我的副業是健身教練，興趣是重訓，於是我便輕鬆地得出一個結論——深蹲是矯正「駝背」與「下肢肌力不足」最有效的運動項目。

在一般深蹲鍛鍊中，扛著槓鈴容易造成駝背，況且高齡者也無法扛起槓鈴等重物。這麼一來就需要稍微改變姿勢，於是我想到可以先靠在桌上進行，而當我仔細觀察這項訓練時，發現它的姿勢與動作和在健身房做腿舉機（Leg Press）時一模一樣。因為以前從未有人提出過這個觀點，因此我發現時感到十分興奮。

接著，在診所實際看診時，我開始出作業，請患者到下次回診之前，回去做這項擺臀深蹲，結果獲得了許多症狀改善的反饋，這讓我感到十分欣慰。

練出漂亮的身體線條

深蹲在重訓項目當中是消耗最多卡路里的訓練，而擺臀深蹲雖然姿勢不同，但也是深蹲的一種，所以我很推薦各位可以透過這項運動來減少皮下脂肪，練出漂亮的身體線條。不過，若想要達到減肥或增強肌力等肉眼可見的效果，依然需要相當的努力。

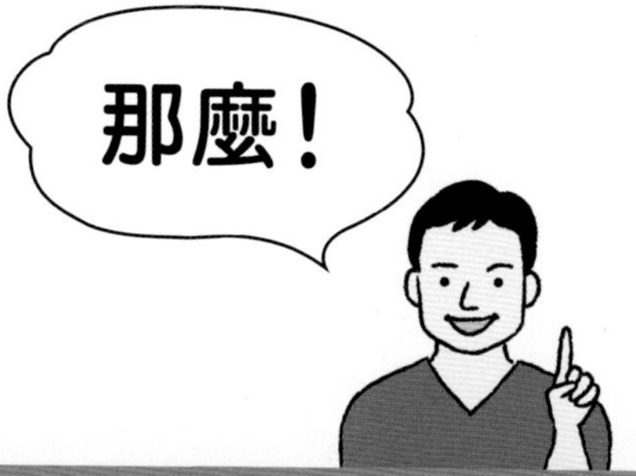

就從下一頁
開始吧！

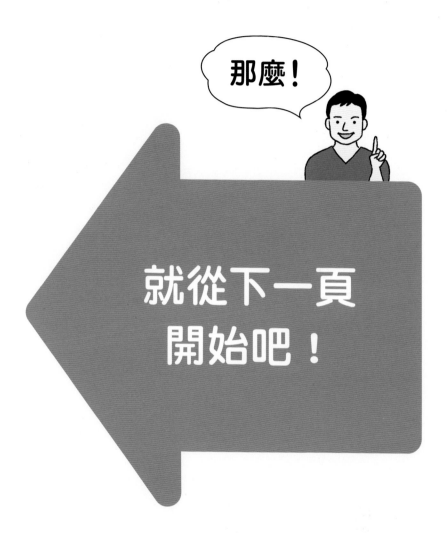

STEP 1

誰都能做到的 基本 擺臀深蹲

就從今天開始吧！

接28頁

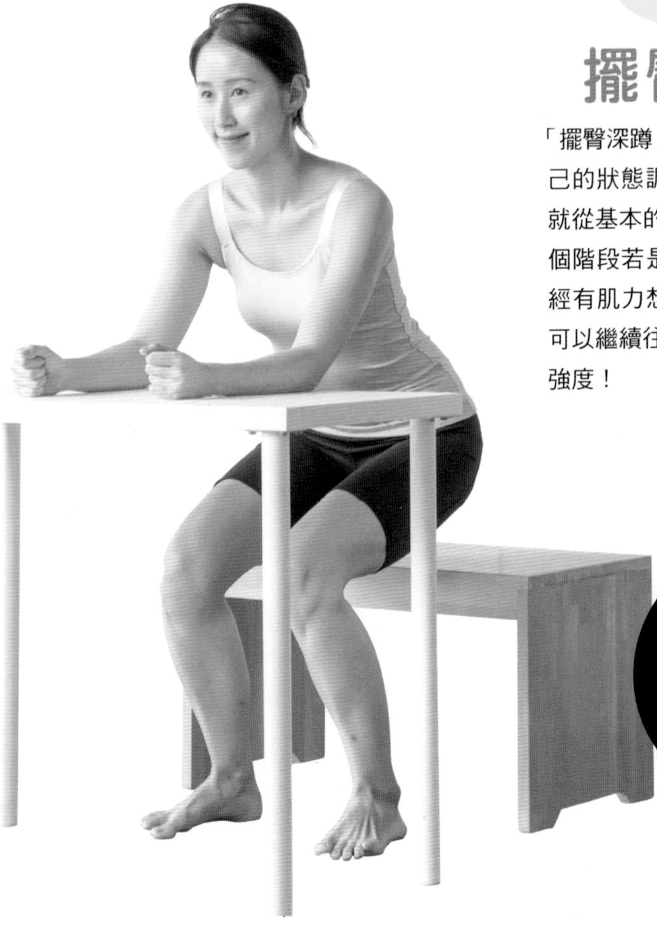

推薦給所有人！

基本的擺臀深蹲

「擺臀深蹲」的好處是能配合自己的狀態調整強度，首先我們就從基本的STEP 1開始吧。這個階段若是還能承受，或是已經有肌力想要嘗試更多的人，可以繼續往STEP 2、3、4增加強度！

3秒上
3秒下
×
10次！

STEP 2

接36頁

P.28～29的基本動作
能夠輕鬆做到以後……

嘗試降低椅子高度

STEP 3

接38頁

能輕鬆完成STEP2後……

嘗試拿掉椅子

STEP 4

接40頁

沒有椅子也行之後……

嘗試抬起腳跟&腳再往後站

STEP 5

接44頁

覺得還能再更多！……

嘗試用手指撐著做

基本 擺臀深蹲

與一般深蹲不同，擺臀深蹲有使用桌子，做的時候不必擔心受傷。為了讓身體記住基本姿勢，可以先在自己能力所及之內做個幾下試試看！

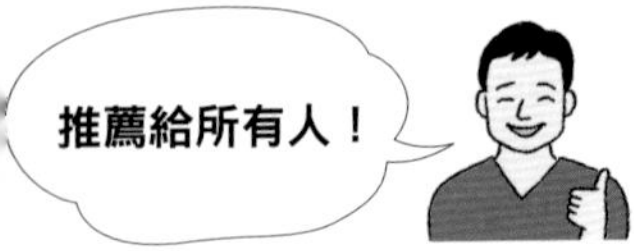
推薦給所有人！

1 手臂撐在桌上

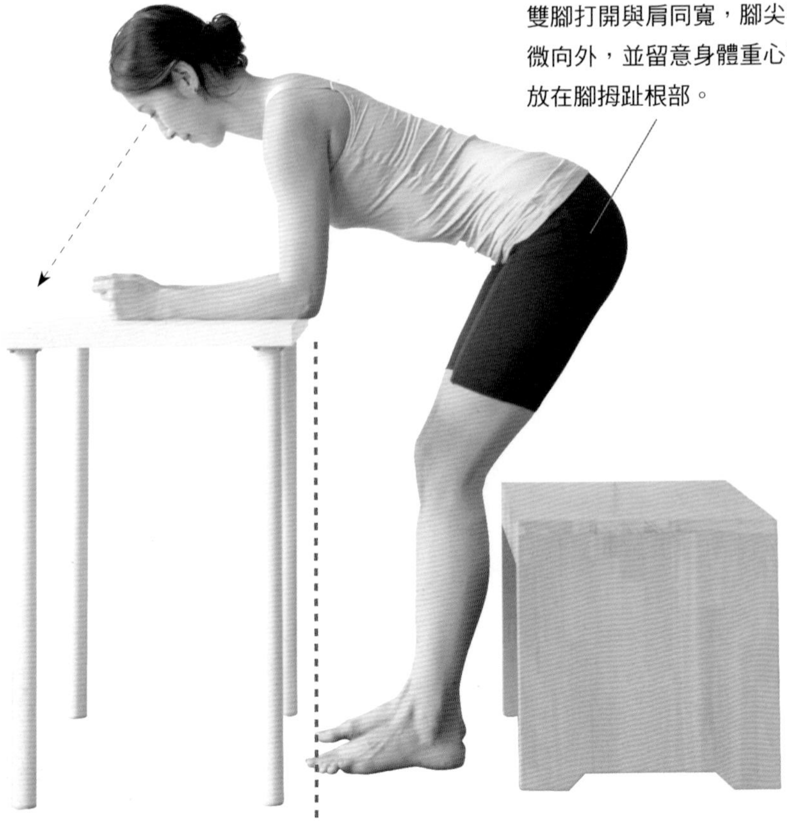
雙腳打開與肩同寬，腳尖稍微向外，並留意身體重心要放在腳拇趾根部。
手肘與腳尖稍微對齊桌緣。

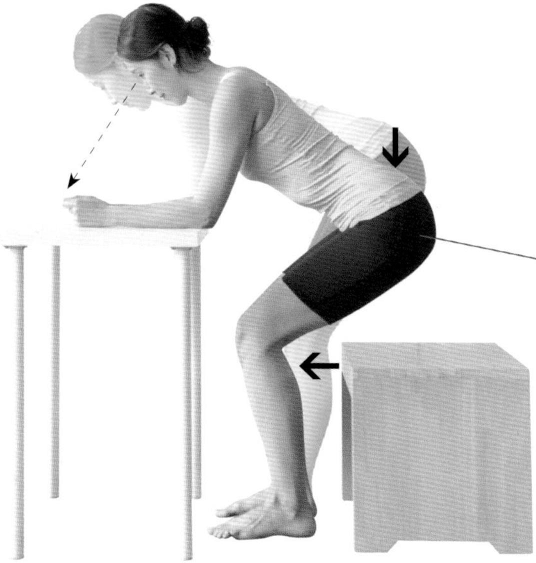

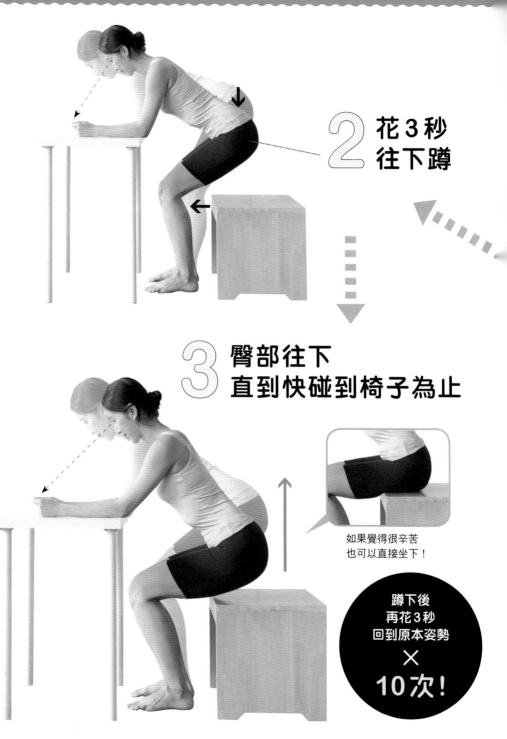

2 花3秒往下蹲

3 臀部往下直到快碰到椅子為止

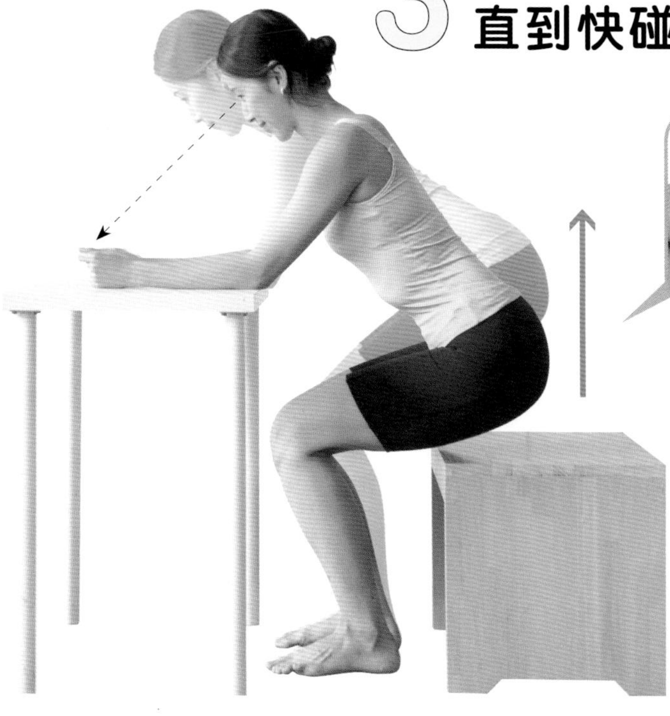

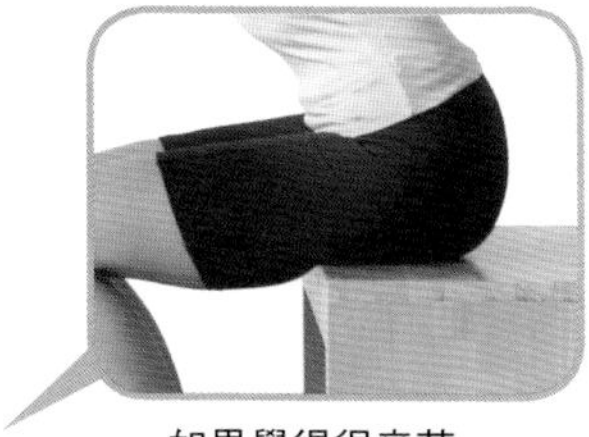

如果覺得很辛苦
也可以直接坐下！

蹲下後
再花3秒
回到原本姿勢
×
10次！

POINT

關鍵在於臀部！

想像有一條線
將薦骨往上拉！
不要試圖
彎曲膝蓋！
感受整條大腿
逐漸顯現的效果！

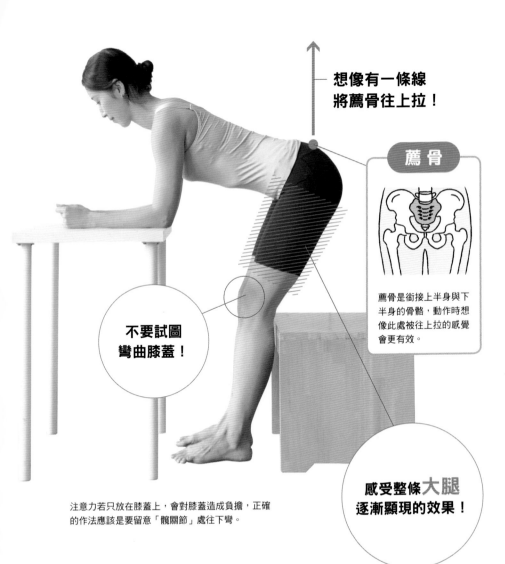

薦骨

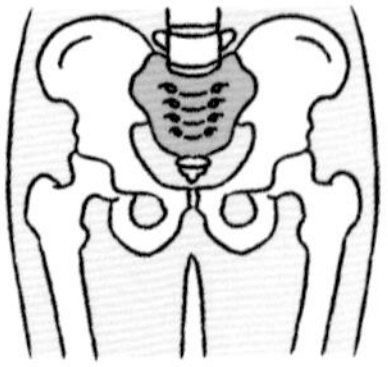

薦骨是銜接上半身與下半身的骨骼，動作時想像此處被往上拉的感覺會更有效。

注意力若只放在膝蓋上，會對膝蓋造成負擔，正確的作法應該是要留意「髖關節」處往下彎。

POINT 小心後頸部！

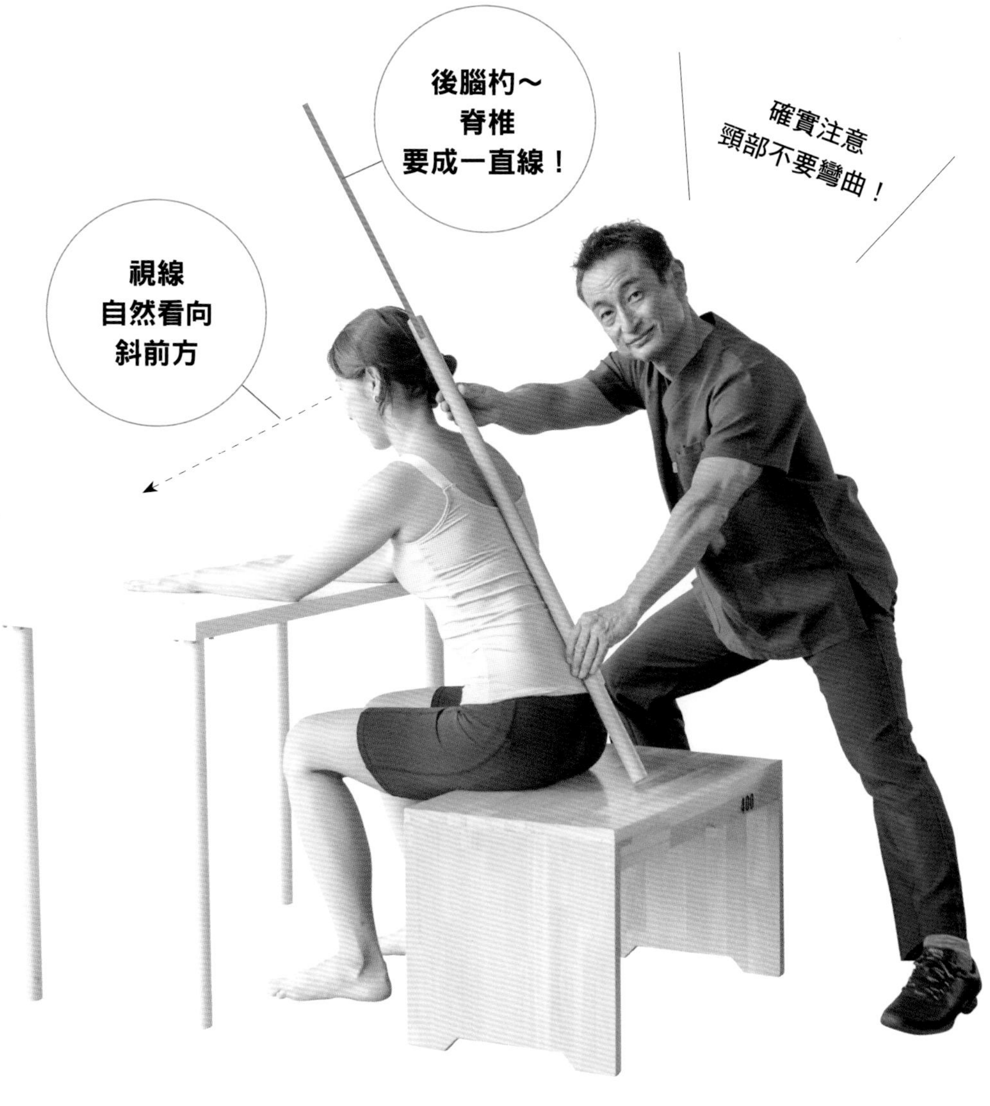
後腦杓～
脊椎
要成一直線！
確實注意
頸部不要彎曲！
視線
自然看向
斜前方

想見效就得注意！

絕對 NG

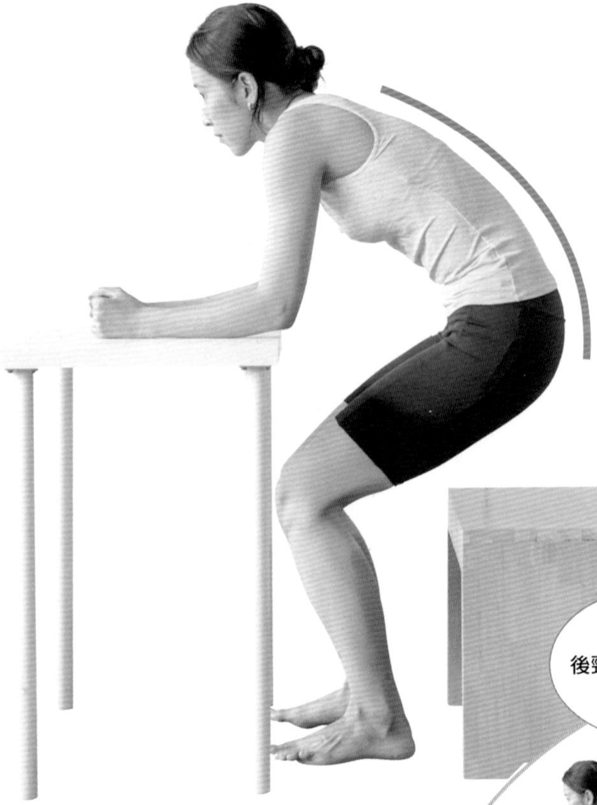

駝背 效果會減半！

運動時若沒有確實挺直背脊，腹肌與背肌就無法施力，導致無法有效鍛鍊，所以應時常注意背脊的狀態！

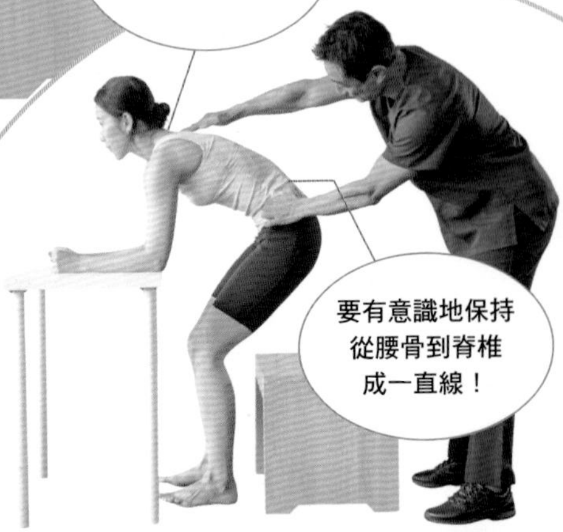
後頸有沒有彎曲？
要有意識地保持從腰骨到脊椎成一直線！

在拱背的狀態下運動，會壓迫椎間盤，造成腰痛惡化的反效果，請各位一定要避免。

千萬不要駝背！

想見效就得注意！

絕對 NG

往下看
效果會減半！

後頸
不可向下彎！

後頸要與背部成一直線，也要注意臉不可朝下。

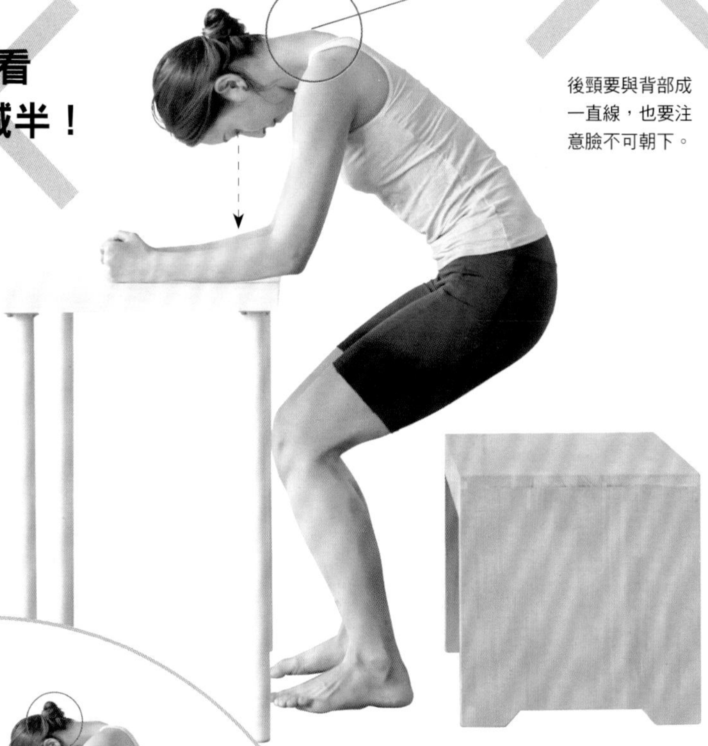

頭部重量
全都落在
頸部！

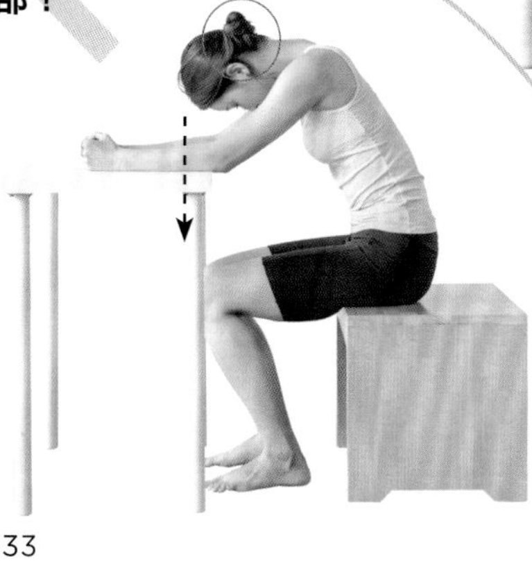

坐著也要留意

當後頸彎曲時，多餘的重量都會落在頸部，造成頸部負擔。即使坐著時也不能鬆懈，更要留意臉朝下是NG動作！

想見效就得注意！

絕對 NG

腰部
歪向一側

膝蓋與腳尖
方向不一致

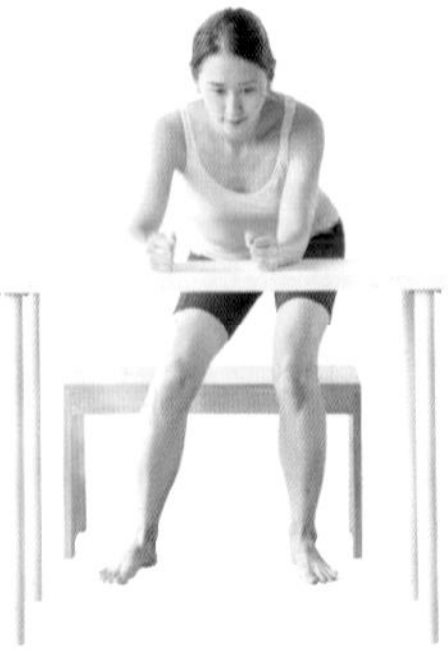

膝蓋併攏
腿呈X型

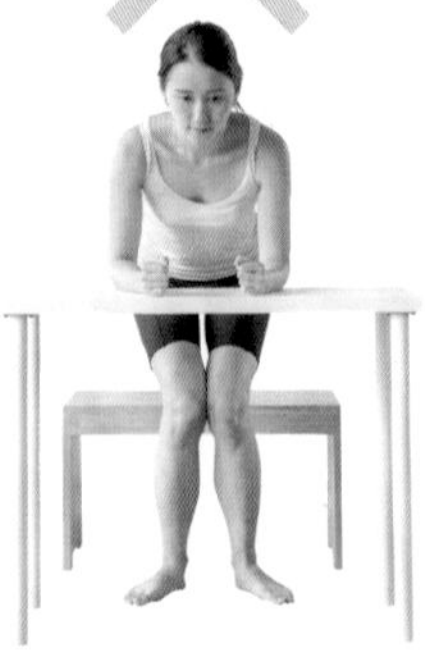

膝蓋方向
與腳的方向
不一致

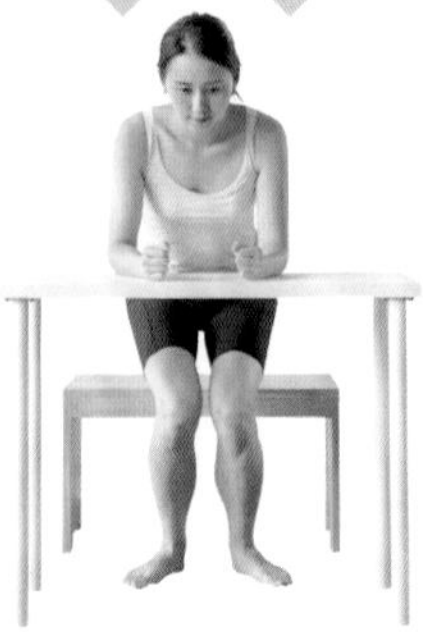

正確的位置

膝蓋之間要適度地空出大約一個拳頭大的空間，太寬或太窄都不行。

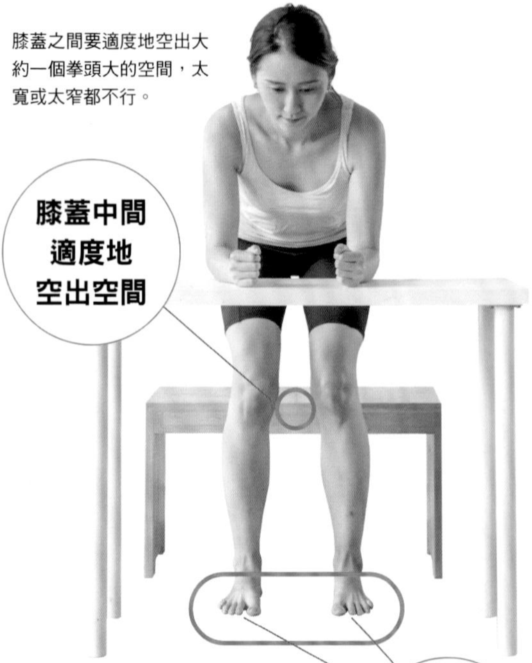

腳尖稍微朝外，注意不要太往外或變成內八。

腳尖
稍微向外

掌握重點是鍛鍊的關鍵

擺臀深蹲運動的好處，不外乎任何人都能輕鬆學會，姿勢也十分簡單。即使如此，**深蹲時還是有必須要掌握的要點**。駝背或是彎曲頸部這些姿勢，不但會令效果大打折扣，還會造成腰部與膝蓋額外的負擔。請仔細閱讀之前介紹的NG重點事項，並在訓練時多加留意。

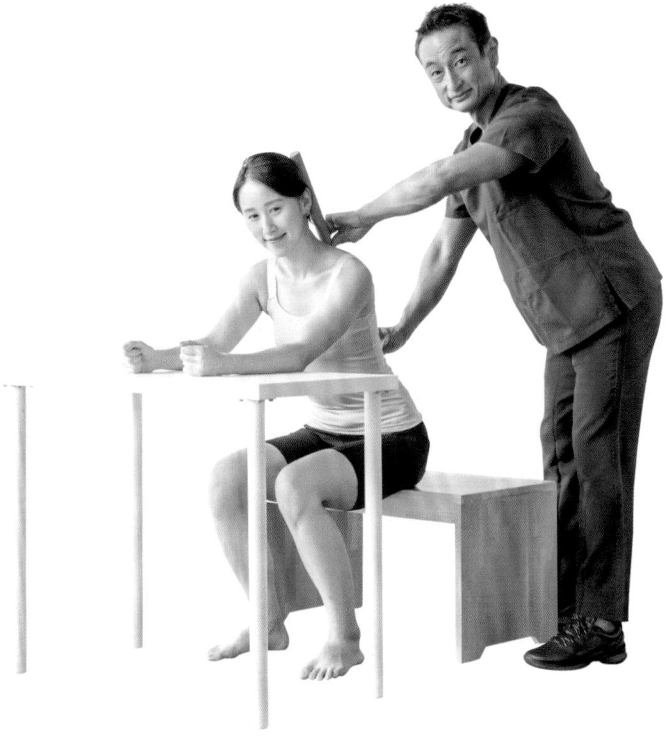

能做幾下之後……

STEP 2 嘗試降低椅子高度

能輕鬆完成基本動作後，建議可以稍微增加一點負荷。降低椅子高度能更加強化大腿前側的肌肉等。

1 姿勢與基本擺臀深蹲一模一樣！

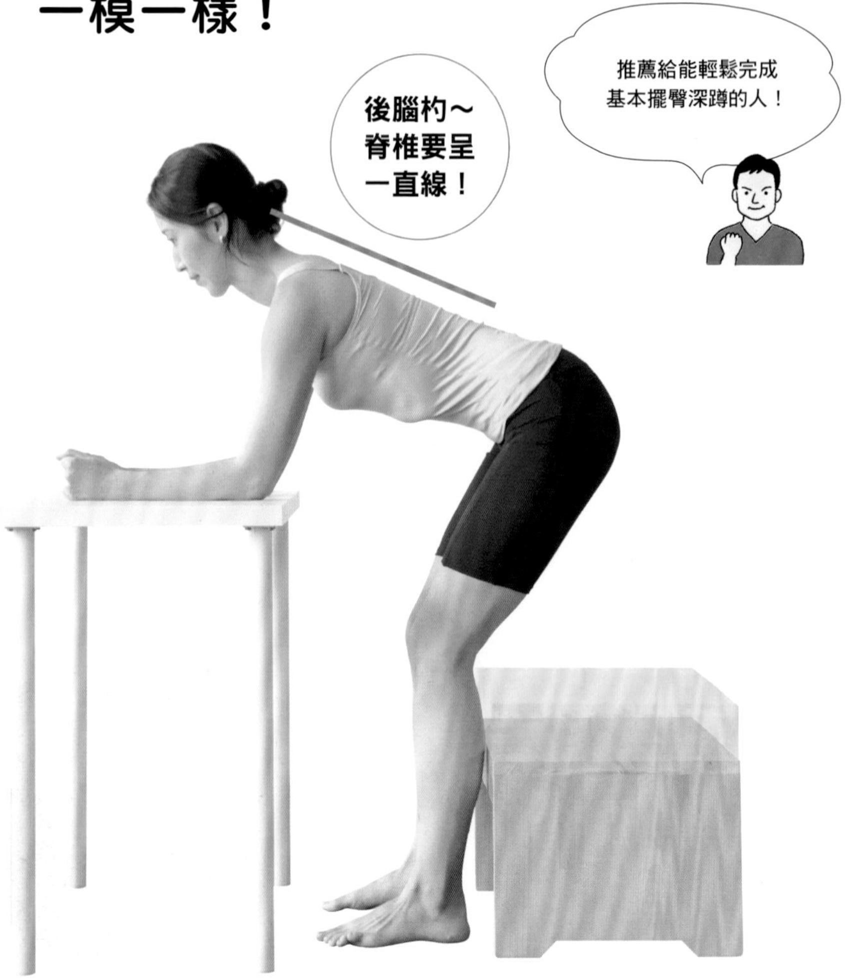

後腦杓～
脊椎要呈
一直線！
推薦給能輕鬆完成
基本擺臀深蹲的人！

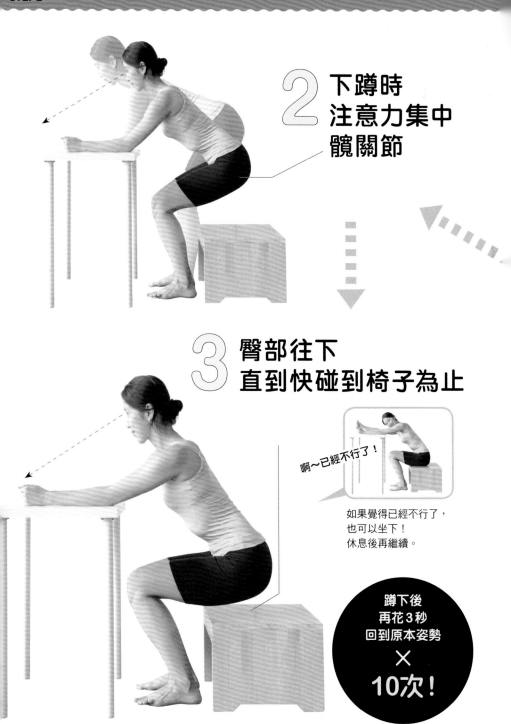

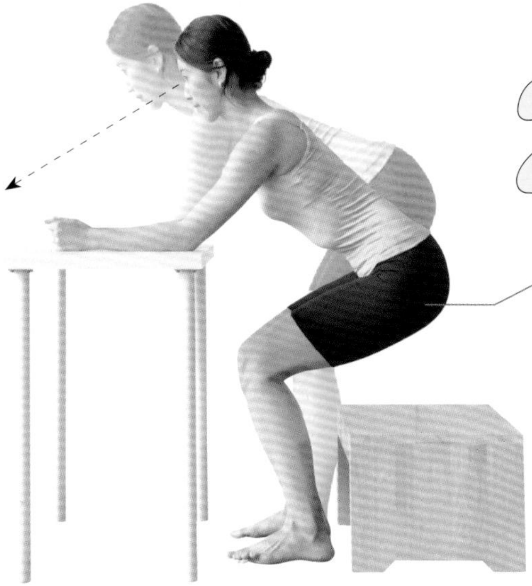

2 下蹲時 注意力集中 髖關節

3 臀部往下 直到快碰到椅子為止

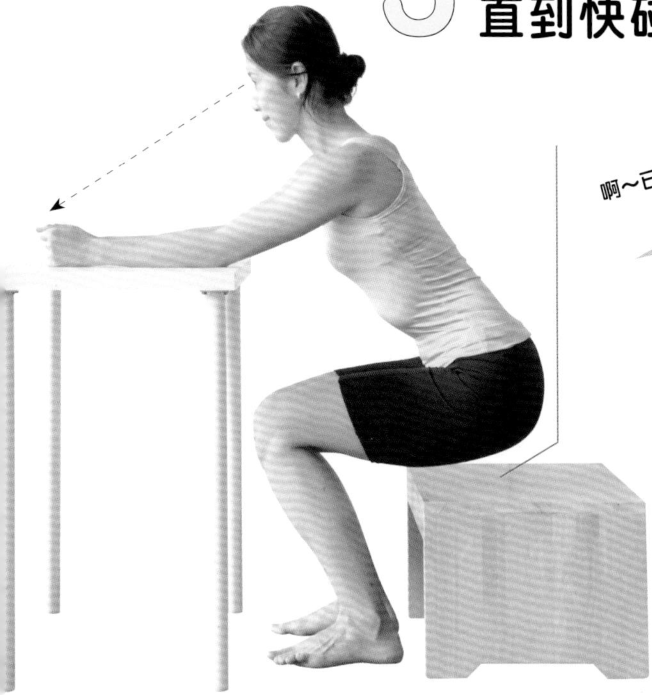

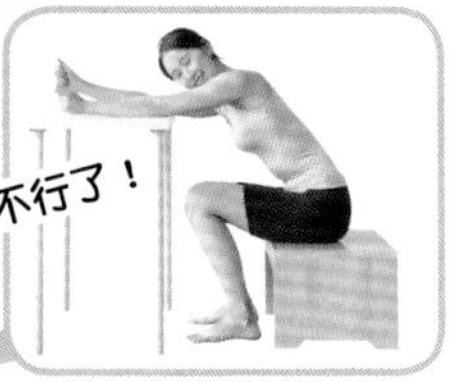

如果覺得已經不行了，
也可以坐下！
休息後再繼續。

蹲下後
再花3秒
回到原本姿勢
×
10次！

能輕鬆完成 STEP2 後……

STEP 3 嘗試拿掉椅子

已經習慣的人，可以嘗試拿掉椅子！臀部蹲得更低，能更加強肌肉的負荷，而且這個動作的好處是無論在哪裡都能訓練！

1 姿勢與基本擺臀深蹲一模一樣！

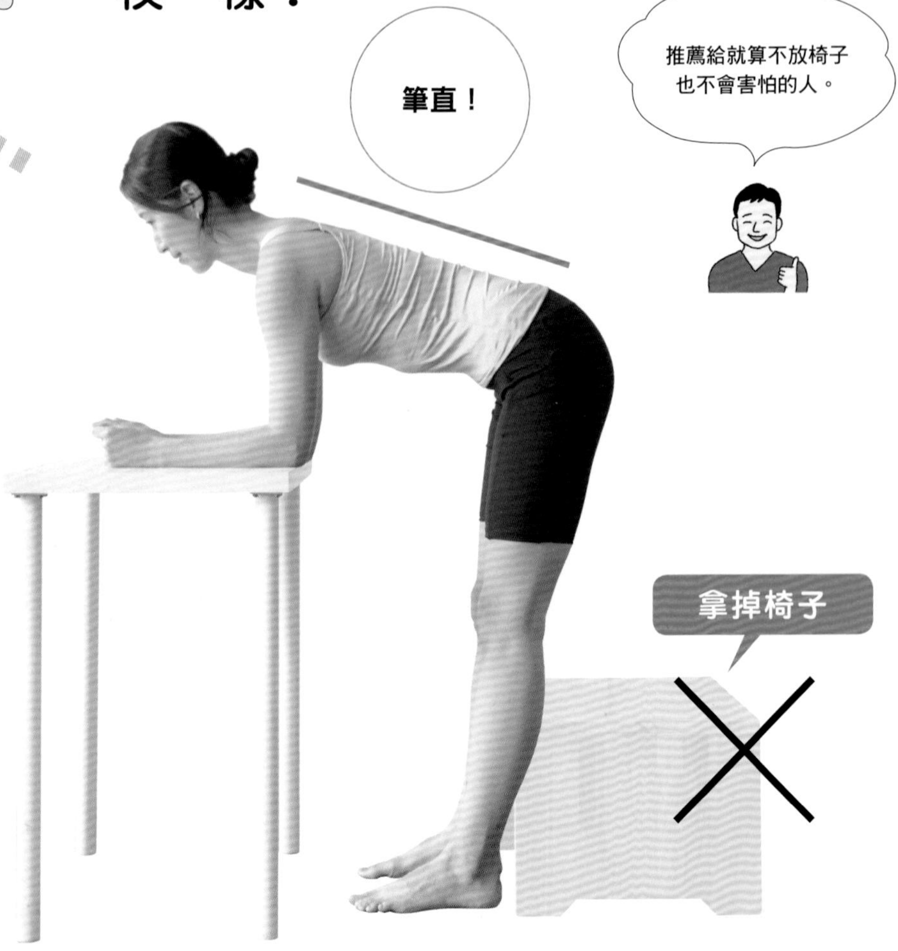

筆直！
推薦給就算不放椅子
也不會害怕的人。
拿掉椅子

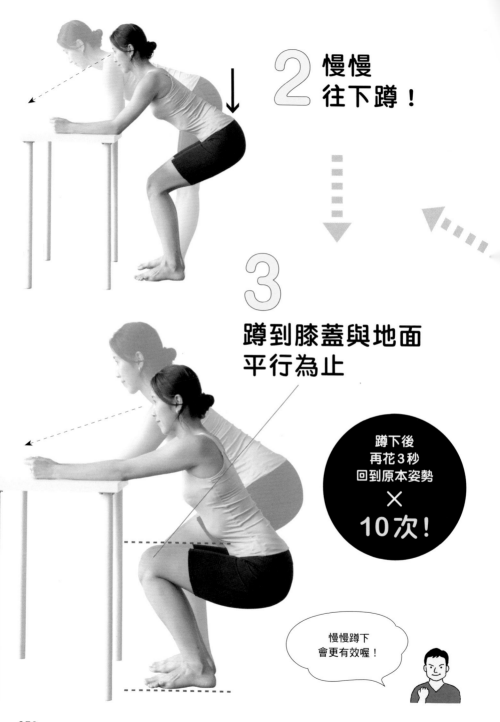

2 慢慢往下蹲！

3 蹲到膝蓋與地面平行為止

蹲下後
再花3秒
回到原本姿勢
×
10次！

慢慢蹲下
會更有效喔！

沒有椅子也行之後……

STEP. 4

嘗試抬起腳跟&腳再往後站

訓練1個月左右後，應該有很多人能輕鬆完成STEP3。接下來建議各位可以再往後站，並抬起腳跟做深蹲。

1 視線自然看向斜下方，手肘對齊桌緣

推薦給沒椅子也不怕的人

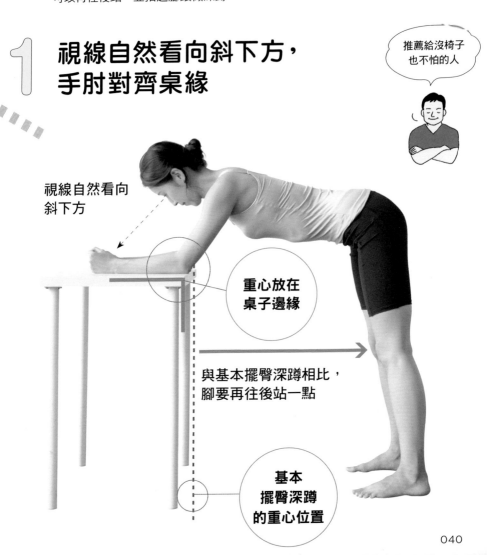

視線自然看向斜下方
重心放在桌子邊緣
與基本擺臀深蹲相比，腳要再往後站一點
基本擺臀深蹲的重心位置

2 嘗試抬起腳跟！有效訓練大腿的前側肌群

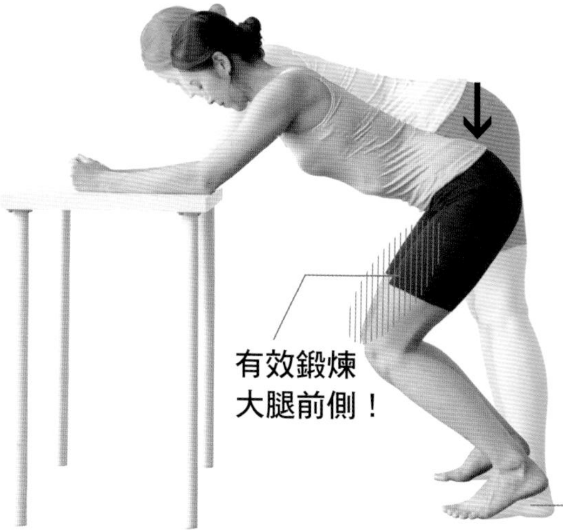
有效鍛煉
大腿前側！
抬起腳跟！

3 往下蹲到極限，但可不要坐到地板上

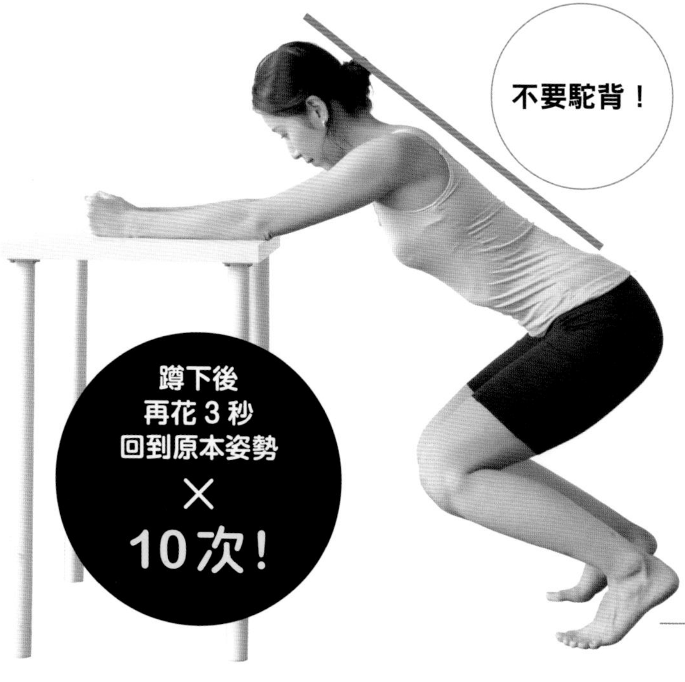
不要駝背！
蹲下後
再花 3 秒
回到原本姿勢
×
10次！
往下蹲到極限
但不要坐下

已熟悉擺臀深蹲的人，可以稍微增加強度，效果會更好！

如果您已經習慣擺臀深蹲的動作，也都能夠輕鬆做到的話，建議可以逐步增加訓練的強度，在不勉強做出姿勢的前提下，進一步提升肌力。接下來要示範增加訓練強度的方法，各位不妨嘗試看看。

效果提升的訣竅！

1. 盡可能地放慢動作。一般是3秒上、3秒下，改成5秒上、5秒下會更有效果。

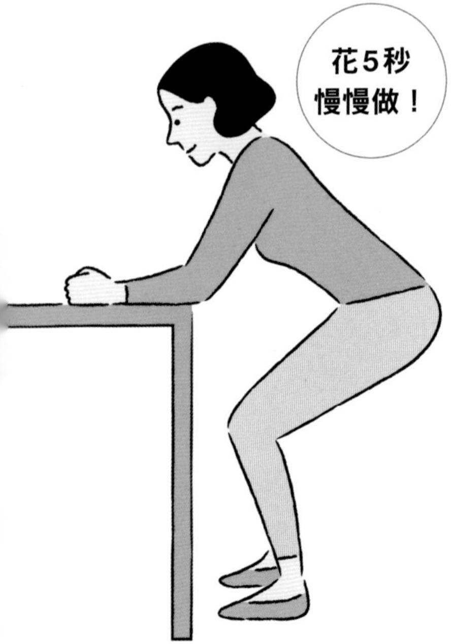

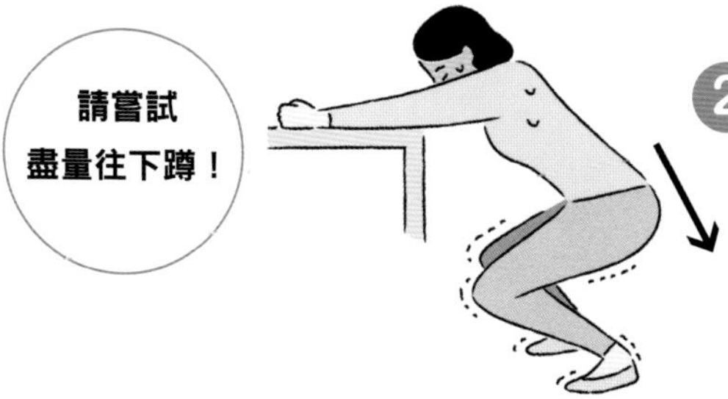
請嘗試
盡量往下蹲！

2 臀部盡量蹲低。

3 抬起臀部時，膝蓋不要完全打直。
因為膝蓋伸直會比較輕鬆省力。

膝蓋完全伸直
比較輕鬆！

有效！
保持微彎！

4 升級變化版。在5分鐘內，按自己
的節奏不限次數地深蹲。

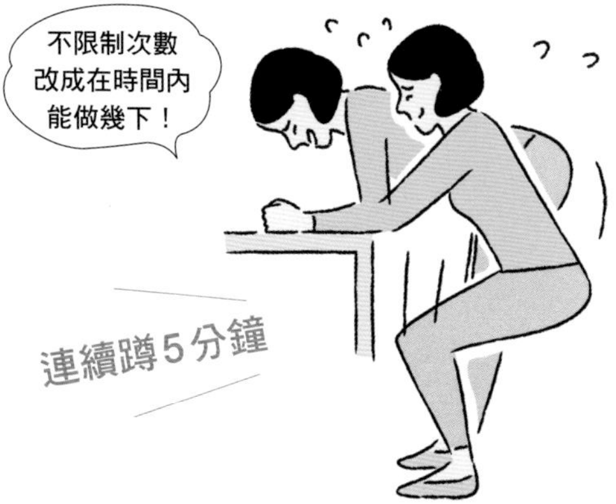
不限制次數
改成在時間內
能做幾下！
連續蹲5分鐘

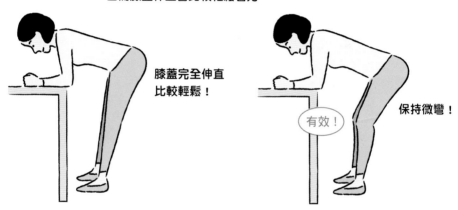

覺得還能再更多！……

STEP. 5 嘗試用手指撐著做

已經練出一點肌肉的人，可能還是覺得訓練量依然不夠，這時我建議可去掉手臂支撐，僅將手指或拳頭撐在桌上，藉此增加負荷！。

1 把1～2根手指放在桌上

2 臀部慢慢地往下蹲

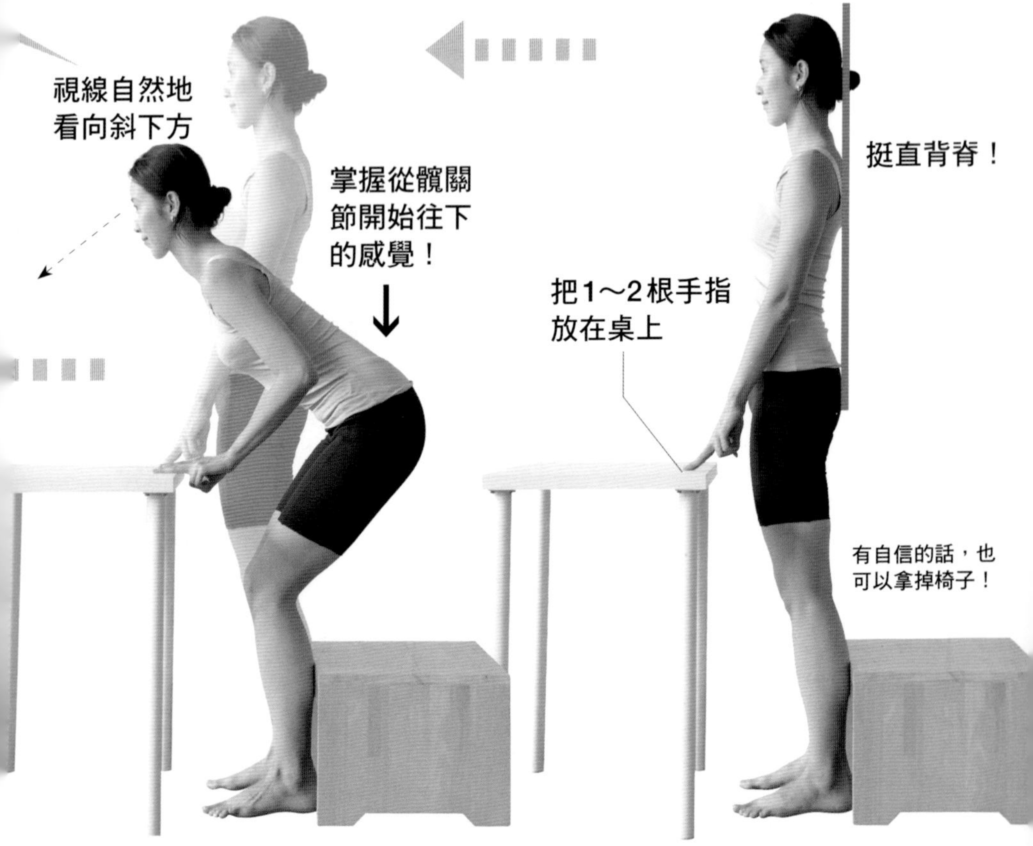

視線自然地看向斜下方
掌握從髖關節開始往下的感覺！
挺直背脊！
把1～2根手指放在桌上
有自信的話，也可以拿掉椅子！

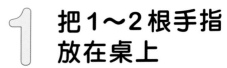

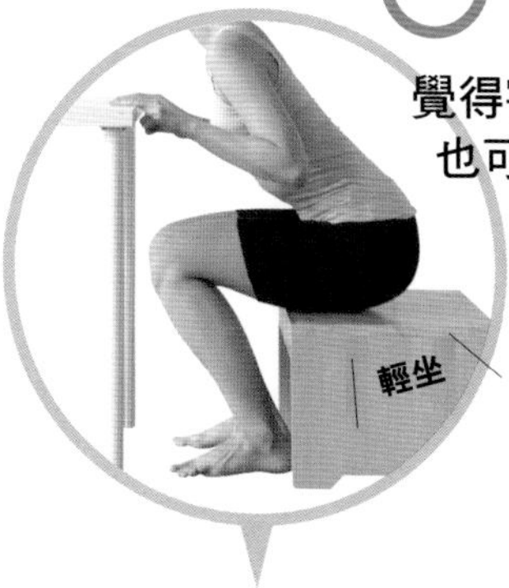

覺得害怕的話，
也可以坐椅子

推薦給能輕鬆做到擺臀深蹲，
且有練出一點肌肉的人！

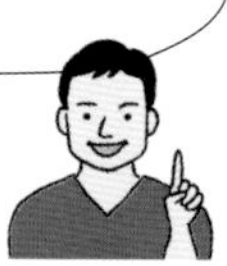

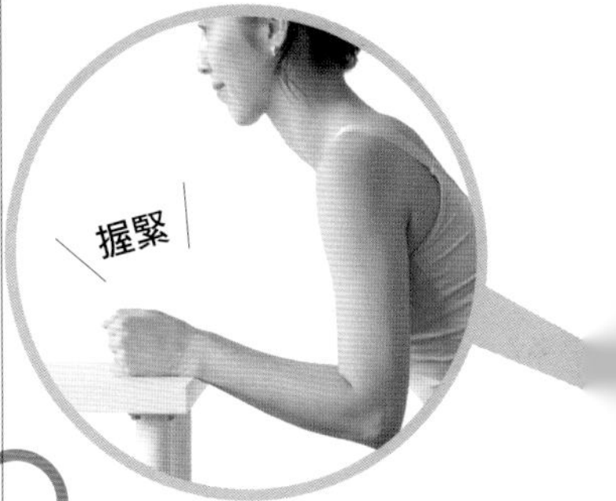

若會覺得不安，
也可以改成握拳！

3 臀部往下直到快碰到椅子為止

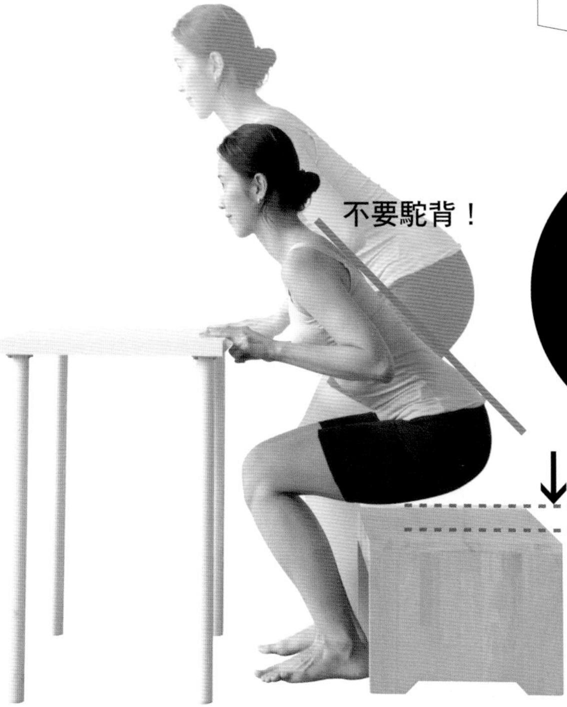

蹲下後
再花 3 秒
回到原本姿勢
×
10次！

蹲到臀部
快要碰到為止

【每天按部就班練習，您學會擺臀深蹲了嗎？】

做過擺臀深蹲後，想要更進一步的人，
請一定要試試我接下來要介紹的「持棒深蹲」。
這項訓練也是我用來教一般深蹲的正確姿勢時，
一定會使用的指導動作。

首先，先用兩手抓著棒子。

無論是掃把柄、平板拖把還是雨傘，只要是棒狀的東西都可以。
只要這麼做就能挺直背脊，感受肩胛骨的動作。
這個姿勢一開始每天只要做一次，便有助於改善姿勢，

一開始嘗試站直就可以了！

這對於緩解腰痛來說非常重要，建議各位要把這個「持棒姿勢」養成習慣。

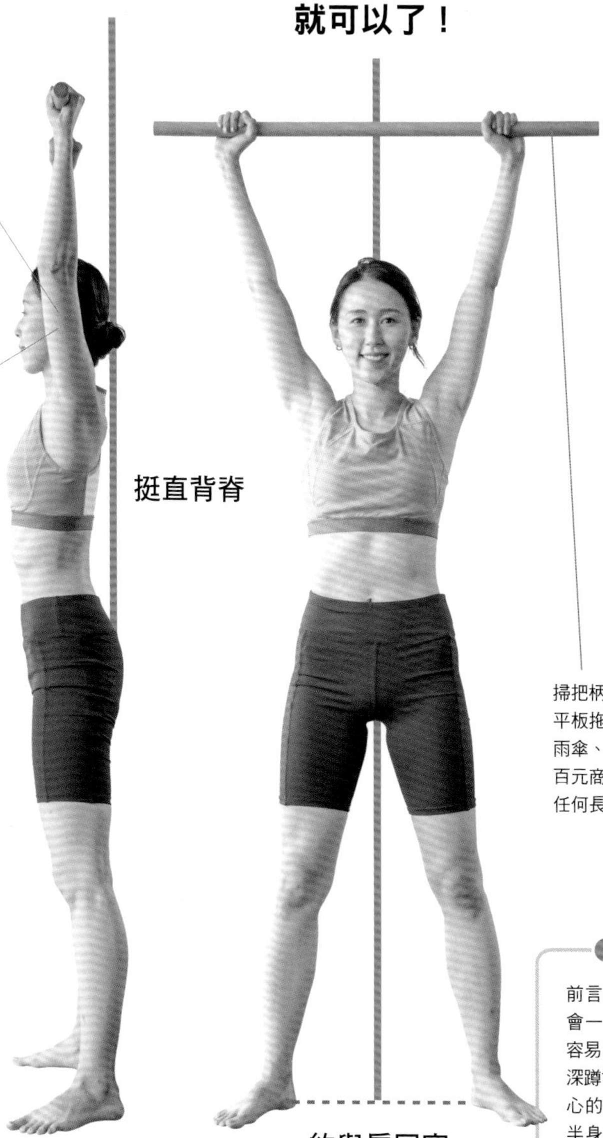
注意手臂容易往前
手臂要在耳朵旁
挺直背脊
約與肩同寬
掃把柄、平板拖把、雨傘、百元商店的伸縮棒等，任何長棍都OK！

CAUTION

前言裡我也有提到，想要學會一般深蹲的正確姿勢並不容易。如果不是用正確的姿勢深蹲會發生許多問題，比如重心的位置會偏移或不穩、上半身太過前傾或太挺、腰部太過翹曲或拱背等，做的時候一定要小心姿勢。

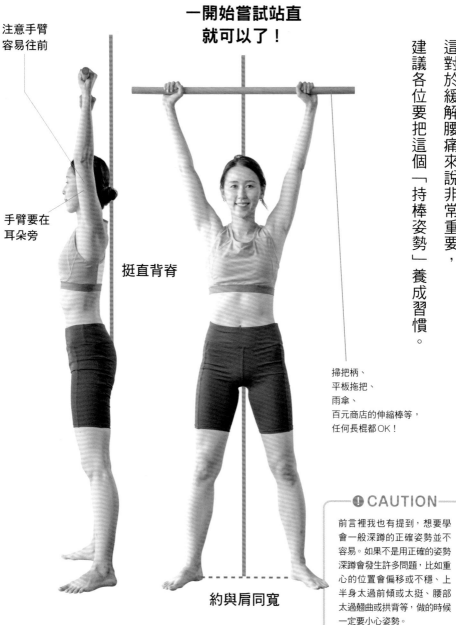

想練出不再腰痠、膝蓋痛的堅強肌力，請務必試試

持棒深蹲！

推薦給已經練到不用桌子也能做深蹲，或本來就有肌力的人。做的時候保持正確姿勢，還能有效改善駝背。

1 全身挺立站直，將棒子舉在頭頂上

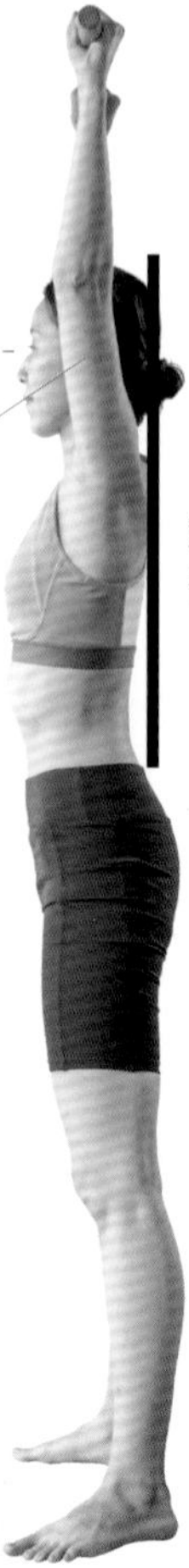
視線筆直看向前方
手臂要在耳朵旁
注意後腦杓到背脊要呈一直線

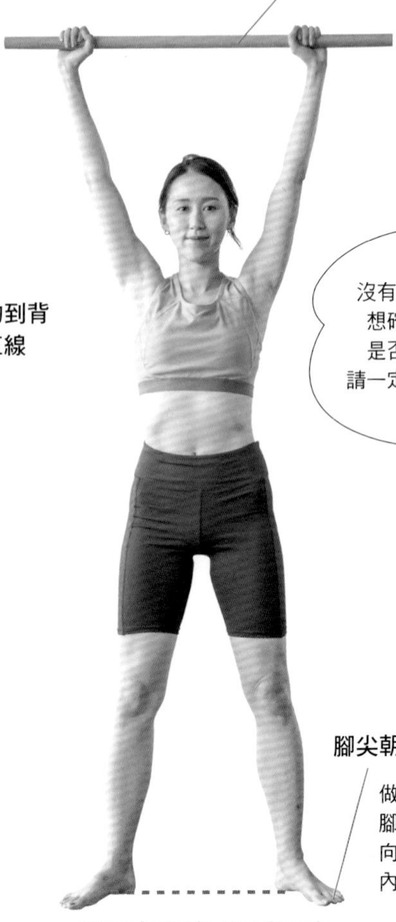
拿著棒子時要與地面平行
腳尖朝外約30度
做的時候，留意腳尖一定要稍微向外打開，不要內八。
雙腳打開約與肩同寬

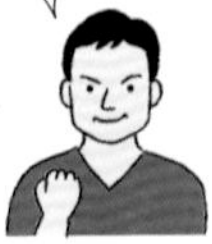
沒有桌子也能做，想確認深蹲姿勢是否正確的人，請一定要嘗試看看！

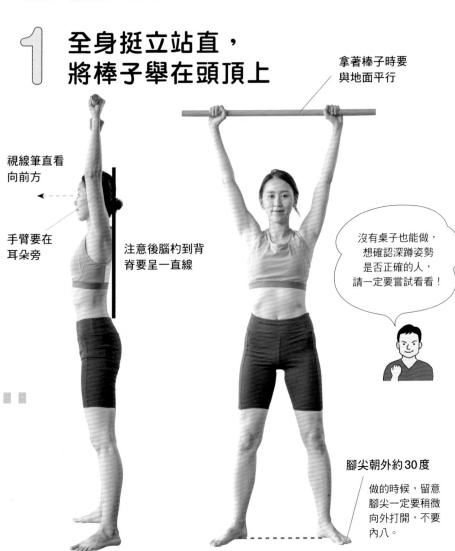

2 留意髖關節，臀部慢慢往下蹲

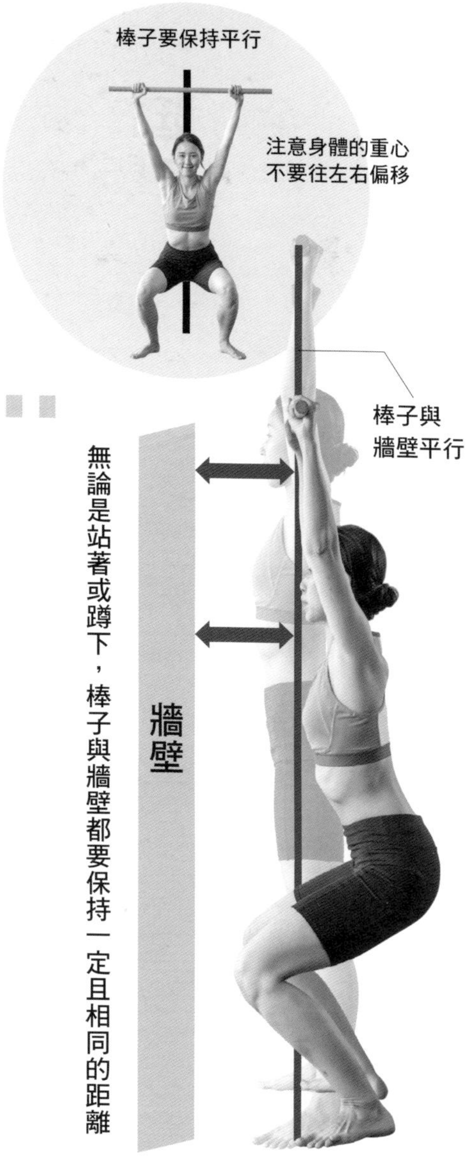
棒子要保持平行
注意身體的重心
不要往左右偏移
棒子與
牆壁平行
無論是站著或蹲下，棒子與牆壁都要保持一定且相同的距離
牆壁

3 蹲到大腿與地面平行為止

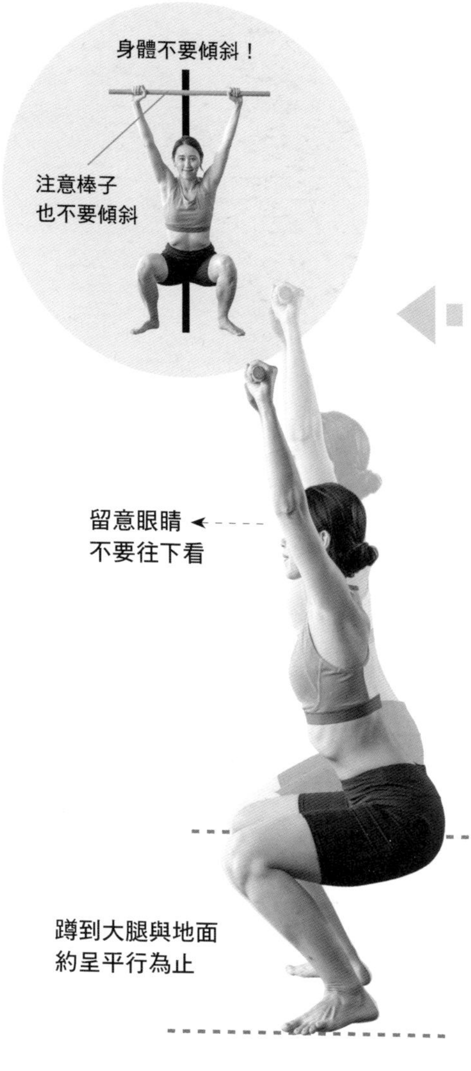
身體不要傾斜！
注意棒子
也不要傾斜
留意眼睛
不要往下看
蹲到大腿與地面
約呈平行為止

「持棒深蹲不是追求次數，而是感受身體的重量」

擺臀深蹲可配合每個人的體力，適時調節負荷的大小，比如將上半身靠在桌上，或是蹲得淺一點。可是，上述調整充其量只是為了缺乏體力、或肌力不足的人所設計的補救辦法。

持棒深蹲雖然稱為是一般深蹲的前哨戰，但其實它與靠自身體重進行的一般深蹲並無二異。因此在蹲下時，也必須盡量蹲到大腿正面與地面平行，而這個動作稱為全蹲（Full Squat）。此外，屈膝角度小的稱為半蹲（Half Squat，膝蓋角度約八度），蹲得更淺的則叫微蹲（Quarter Squat）。

我個人認為從事深蹲訓練就該確實蹲下，所以在進行靠自身體重的深蹲時，我會堅持做到全蹲。比起做很多次半蹲，**把全蹲做到自身極限會更有效果。**所以靠自身體重的深蹲不該追求次數，而是盡可能往下深蹲，動到所有的可動範圍，此外應盡量地放慢速度，仔細感受自身體重。

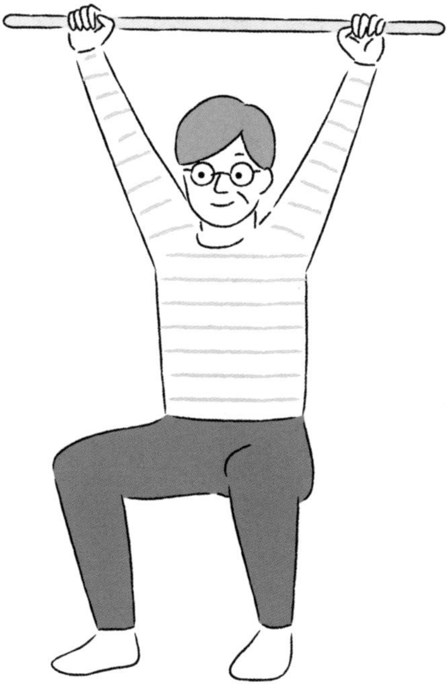

就算沒有棒子
只要在進行時
注意姿勢即可！

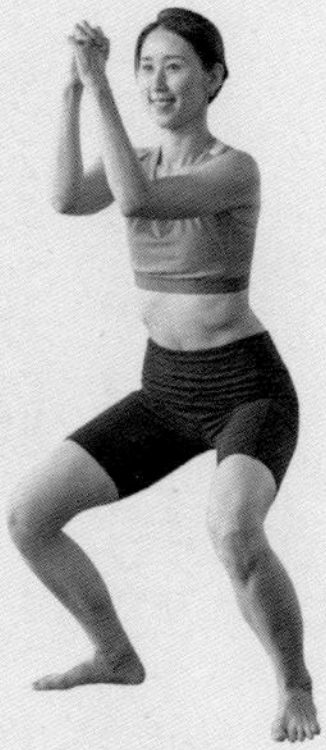

在胸前
扣住雙手的
「祈禱姿勢」也OK！

扣住雙手較容易保持姿勢。

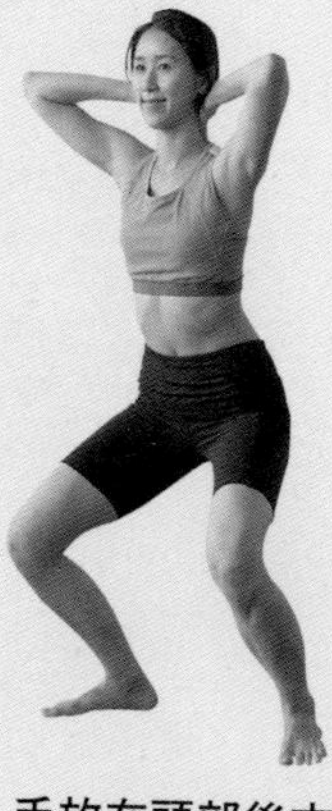

手放在頭部後方
也OK！

將手放到頭部後方
能防止駝背。

活到100歲，也都能靠自己的雙腳走路

～攉臀深蹲的優點～

「我們要提前預防老後障礙，可別事不關己！」

對於年輕人而言，自己「走路」是理所當然的事，但隨著年齡增長，可就未必如此。當人無法行走，行動範圍將變得十分狹小。不知道各位是否有聽過**行動障礙症候群（Locomotive Syndrome）**這個名詞，有時也會簡稱LOCOMO。這是指隨年齡增長出現的肌力不足、關節或脊椎疾病、骨質疏鬆症等，使身體的運動器官功能衰退，導致需要他人照護或臥床不起的狀況，而且面臨這類風險的情況也算高。**無論是人還是動物，當**

無法自主行動時，會更快地面臨死亡。

一旦出現行動障礙，人也會更容易罹患認知障礙症。當下肢肌力衰退、運動功能不佳時，人就會不想主動外出，也會更傾向把自己關在家裡。可是出門能讓大腦接受許多外界的刺激，比如買東西要算錢、查看電車時刻表、與朋友見面等，還能獲得許多資訊。但如果只是待在家裡就沒有這些機會，大腦刺激減少又不常思考的話，就容易得到認知障礙症。

想要預防行動障礙，就不要覺得「自己還能走就沒事」，而是應該要趁年輕就開始維持（增強）下肢的肌力。如下表所示，「不能單腳站著穿襪子」的人，即使還年輕，也已經早早列入行動障礙的候補名單上了。

不過，就算已經出現相符的情形，只要透過擺臂

以下7項關於運動功能的問題中，只要符合一項，就代表有可能會罹患行動障礙症候群

您的狀況如何？

❶ 不能單腳站著穿襪子
❷ 會在家裡絆倒或滑倒
❸ 上樓梯時必須要抓著扶手
❹ 綠燈的時間不夠過馬路
❺ 無法連續走約15分鐘
❻ 提2kg左右的東西（相當於2盒1公升的牛奶）回家有困難
❼ 做有些繁重的家事（使用吸塵器或把棉被搬上搬下）有困難

桌邊深紮實蹲鍛鍊肌力，擺脫行動障礙就不再只是夢了。我希望**擺臀深蹲能成為預防月改善行動障礙的最大利器。**

比起每天悠閒地散步，擺臀深蹲保養更見效

當我在看診時提出「運動量不夠需要復健」的建議時，就有病患會回答：「可是我每天都有在散步……。」這些人應該是把散步當成了運動（復健），但**其實只是走路的散步不但效果小，效率也很差。**撇開完全不能行走的人不說，一般能走路的人隨意走個一小時，也只會稍微用到小腿的肌肉，無論目的是運動還是減肥，實際上都沒什麼效果。就算在特惠賣場逛

街走好幾個小時，或是在迪士尼走一整天，隔天腿部的肌肉也不會痛到無法行走的地步。

我並不是想全盤否定散步這件事。可是以運動來說，假若不能提高心率，就無法期待它能發揮什麼效果了。比方說快走、跨步走、爬坡等，僅僅只是移動身體而已，並不能算是運動。順帶一提，有個知名的訓練是「間歇式健走」，也就是三分鐘反覆交替「快走」與「慢走」。這是一項無論誰都能做到的運動，不過如果遇到下雨，外出就比較麻煩，而且事前準備也得花時間。

因此我才會推薦大家做擺臀深蹲，想做的時候隨時在室內就能進行。

如果您希望能確實達到效果，就需要做到心率稍微上升的程度。

擺臀深蹲的最大重點

靠自身體重進行的深蹲是一種利用身體重量的上下運動，而擺臀深蹲是「深蹲的緩和版」，所以概念上同樣也是一種以自身體重進行的上下運動。

深蹲常被誤認為是膝蓋的屈伸運動，但其實它是髖關節的屈伸運動，因此各位一定要特別留意，絕對不要忘記深蹲是**「臀部上下擺動」的運動**。

腰痛與重心的問題超級重要。我在95頁會再深入討論，這裡先簡單說明。當人以正確的姿勢筆直站立時，重心線（左頁插圖中的灰線）會剛好

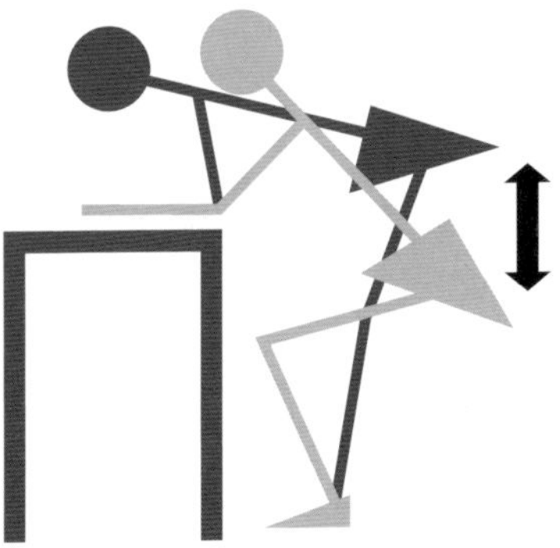

落在腳掌的正中央，這時身體不會有多餘的施力。但當姿勢變成駝背時，人的頭部會往前，重心也會跟著往前偏移，肌肉會為了支撐前傾的身體而疲勞，也容易造成肩膀僵硬。此外，上半身與重心都往前傾也是造成腰痛的原因。

關於深蹲，當我們以正確的姿勢進行時，重心線前後的頭部與臀部的突出幅度能夠相互抵消，並取得平衡（參照第58頁的插圖）；假若姿勢錯誤，身體就無法取得平衡，還會產生多餘的施力，容易造成腰痛或是導致身體受傷。深蹲時，重心線雖然和直立時一樣會落在腳掌的正中央（中足），但應留意實際施力的位置是在腳拇趾的根部附近。由於腳掌的中央有腳弓，如果用這個部位支撐會重心不穩，所以我們才會用離該處最

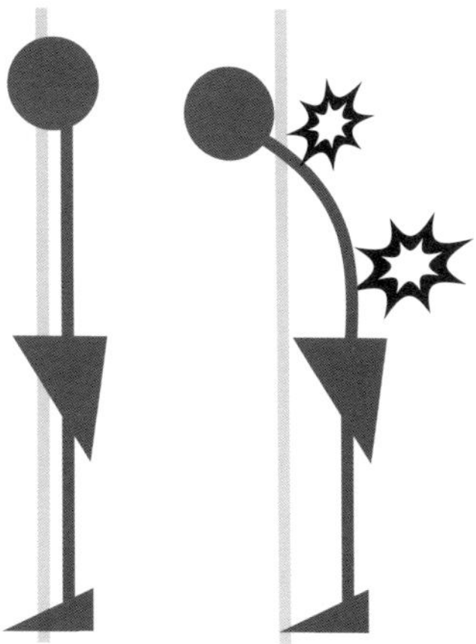

近的腳拇指根部附近支撐，但絕對不會是用腳跟。

進行擺臀深蹲時，隨著上半身向前，身體重心也會跟著往前移動。不過因為身體會靠在桌上，只要不駝背，完全可以不必擔心重心的平衡，而這也是為什麼我會說，這個運動不用在意姿勢，大家都能輕鬆做。

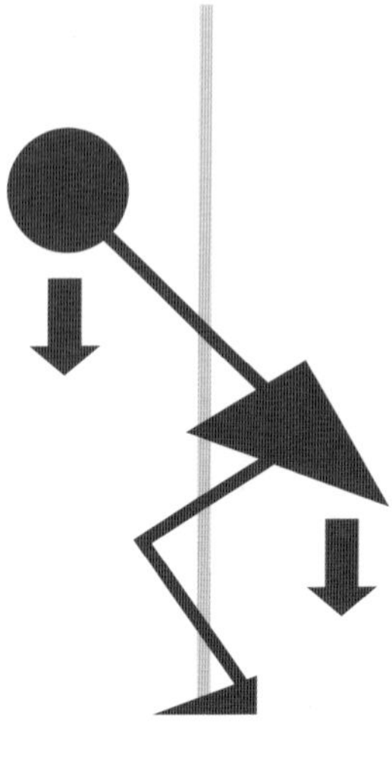

預防、治好腰痛與膝蓋痛的活用方法

CHAPTER

2

擺臀

桌邊深蹲

腰痛的起源與成因

人為什麼會腰痛？如果調查腰痛的起源，一定不難找到「人類從四足動物進化成直立行走開始，就背負了腰痛的宿命」這種說法，但我認為此話的真實性有待商榷。

我家已經去世的愛犬Jasmine，在生前曾因椎間盤突出而動過手術。我養的犬種是軀幹偏長的柯基，而動物醫院手冊上容易罹患椎間盤突出的犬種中，列出了柯基、臘腸犬、米格魯等，這些都是軀幹偏長的犬種。也就是說，就算是四足動物也會有腰痛。如果軀幹長的四足動物較容易罹患椎間盤突出的話，很有可能是跟脊椎承受的物理性壓力有關。根據腰部的使用方式，人類的腰也有很可能遭受物理性壓力。因此矯正姿勢與鍛鍊肌力是改善的方法。我還記得獸醫曾教我：「術後請由上按壓骨盆附近，幫狗狗做深蹲。」現在想想，真是一個很棒的方式。

在思考腰痛的原因時，我認為有幾種觀點。但在這裡我希望各位能了解，無論從哪種觀點出發，腰痛的原因都不一定只有一個，有可能是單一原因造成，但也可能有好幾個原因。

觀點1 從病名思考

當我在門診看診時，也常會遇到許多病患會問：「我這是什麼病？」腰痛的代表性病症有很多，例如椎間盤突出、腰椎管狹窄症、椎弓解離症、腰椎滑脫症、腰椎椎體骨折、筋膜性腰痛症、化膿性脊椎炎、脊椎轉移性腫瘤等等。

如果不單純是骨科外科的疾病，那麼腹部大動脈瘤、纖維肌痛症、身體型疾患、憂鬱症等也可能造成腰痛。

這個觀點的缺點是，判斷會受到病名所左右，有時候並不能反映出現實狀況。比如，從X光攝影上看起來是有椎弓解離症，但其實是腰部的肌肉痠痛；或者即使做了椎間盤突出的手術，卻依然無法治癒腰痛，結果發現其實是憂鬱症導致等等。另外，我想再舉個我在看診室常會遇到的有趣但又令人困擾的實例。

患者：「我至今去過的其他骨科跟我說，我有腰椎退化性關節炎、腰椎滑脫症、椎管狹窄症還有椎間盤突出。每個地方講的病名都不一樣，到底我真正生的是什麼病啊？」

我：「我認為症狀原本是腰椎滑脫症（原因）。而滑脫症導致骨頭前後錯位，引發椎管狹窄症（結果），椎間盤也有跑出來，所以也有椎間盤突出（結果）。再看X光片，骨頭有明顯的變形，所以也有腰椎退化性關節炎。也就是說，剛剛提到的病名全都符合，但依您的狀況，現在主要的病名是椎管狹窄症。」

觀點2 從疼痛部位思考

痛的部分可以列舉出皮膚、脂肪、肌肉、椎間盤、關節、骨頭、神經、內臟、精神等，比從病名思考要更為單純。簡單來說，就是看是肌肉痛，還是神經痛。

這個觀點是復健（物理治療）主要的思考方式。不像**觀點1**是依病名改變復健方法，而是按照症狀來決定施術方法。也就是不按病名，而是針有問題的地方集中治療。其中有問題的部分可能不只一處（準確的一點），也可能涉及更廣的領域。

我個人認為這是最為適切的觀點，因此我不會單憑影像檢查就做判斷，若不確實觸診患者的身體，就無法得出答案。有時也必須配合檢查，對該部位進行注射，並確認疼痛是否消失。

觀點3 從要因思考

腰痛要因有骨折、撞傷、扭傷、發炎、姿勢不良、肌力不足、遺傳因素（椎間盤突出家族史等）、精神壓力、抽菸、肥胖、非骨科的疾病等。

在指導運動員時，針對腰痛治療，我會提升他們身體軀幹與臀部的肌力，並提高他們大腿後側肌群的柔軟度，然後矯正姿勢，這麼做往往都能治好腰痛。光靠**觀點1**的病名無法治癒疼痛時，就必須改成這個觀點。比如，假若患者的腰痛是因為在工作中搬重物，或一直維持半彎腰的姿勢時，就不應該只是開個口服止痛藥，或是一直給予注射治療，而是應針對該處的肌肉進行訓練，並指導患者能保持重心穩定的姿勢。

Column 好困擾！為什麼我會出現腰痛？

關於腰痛的原因，在引用國外文獻的文章中常會看到「85%的腰痛找不出原因」的嚇人說法，不過這其實是指「有85%的腰痛是透過醫師診斷以及影像檢查（X光或MRI等）無法找出原因的非特異性腰痛」。前陣子，我在日本厚生勞動省發表的文章中也有看到這樣的敘述而嚇了一跳，但是這論文的引用方式是完全錯誤的。這篇論文的統計是在國外的家庭醫師（基礎保健）制度下進行，相當於日本的綜合內科，由內科醫生診察下的結果。然而，如果是由脊椎專業醫師進行診斷檢查，比如在我的診所，至少有50%以上，甚至85%左右的腰痛都能找出原因。

還有一個讓人困擾的原因是，即使是脊椎專業醫師，也有醫生會過度依賴X光、CT、MRI等影像檢查。比如用MRI檢查出椎間盤突出後，不做身體觸診就斷定「需進行椎間盤切除術」，光憑影像就這樣不斷推演。這真的是很可怕的事，所有醫生、包含我在內都應該要保持警惕。從影像檢查發現異常時，內心固然會因為找到病因而感到欣喜，但重要的是，我們醫生應該要去驗證現在的症狀是否真的是由該異常引發。醫師從單一觀點得出的偏頗想法，有時可能會導致患者做了手術卻沒有改善。

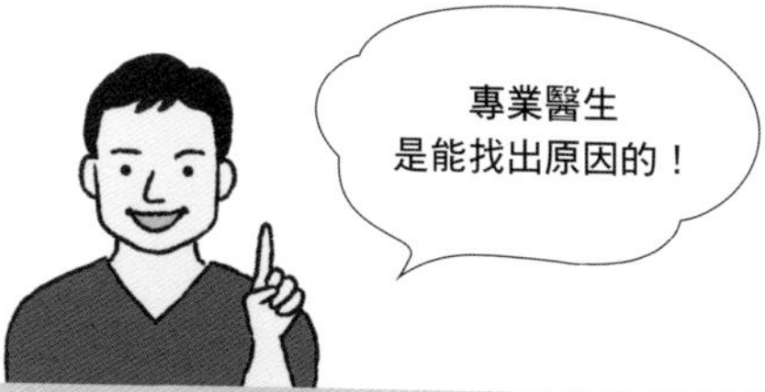

治好腰痛的訣竅

腰痛是十分常見的現象。據說沒有人一生當中不曾經歷過腰痛。觀察「腰」這個漢字時，可以看到左邊的「月」代表身體，右邊的「要」則有重要部位的意思。也就是說，腰是身體最重要的部位，而當人腰痛時，確實什麼也做不了呢！

腰痛的原因當中，我認為受傷的比例比生病要多很多。我常問我的病人，如果生病了，想要治癒就需要「與病魔奮戰」，也就是要與「疾病」做「鬥爭」，那麼鬥爭的人是誰呢？答案便是患者本人，絕對不會是醫生。

關於「與病魔奮戰」，我想再做一點補充。有人會把拚命做復健當作是「奮戰」，但復健其實也有分成很多種。比起「讓他人幫我」的治癒型復健，我更推薦「自己動起來」的運動型復健。當然兩種都做也行，但我希望各位要明白，一般單靠治癒型復健是無法完全痊癒。有的病患會脫口說出：「醫生，就拜託您了！」但這種心態並不是在與疾病奮戰。

當症狀無論如何都無法改善時，病人也可能會選擇動手術，但這裡也藏有一個陷阱。許多人會對做手術抱有幻想，認為做了手術就能完全痊癒，甚至開始在網路上努力尋找「手術名醫」。結果目標不知不覺就從「治病」變成「接受手術」。當然，的確也是有不做手術就好不了或必須要動手術的疾病，但這也代表您的身體已經受損到必須要動手術的程度，若這時候還認為只要動手術就能馬上恢復原狀，無疑是種妄想，況且術後的復健也十分重要。術後復健可以選擇到醫院，也可以在自家進行。目標不小心變成「接受手術」的病人之中，很多人會因為接受多次手術也沒有康復，於是不停地換醫院。

我建議各位應該從寬看待自己的治療過程，去找出那些比以前進步的地方。如此一來，您會驚奇地發現病情正逐漸好轉，當您注意到時，您已完全康復了。在接受治療時保持積極正面的心態很重要。此外，我還希望各位不要一開始就把目標訂在一百分，而是先以七、八十分為目標。好不容易達到九十分，卻因為那不夠的十分而一直埋頭找尋自己不足之處的話，會讓人陷入沮喪與難過的深淵。

大約五年前，有位曾經找我動過手術的患者不聽我的勸告，試圖說服我：「我是修機械的，工作上我學到的方法就是找出錯誤與不良的地方。」而他在手術前原本無法正常地行走，但現在已經能像普通人一樣走路，相信無論任何人看都會認為已經好很多了。可是每次這位患者來看診時，仍會抱怨「還是覺得麻、有時候覺得痛」等等。就某種意義而言，我為他感到遺憾。

最後，就算接受治療後有大幅改善也要注意，不要對自己的身體太有自信。「以為就算這麼做也沒有問題……」結果導致狀況惡化，心理當然會很是挫折。重點是要一點一滴踏實地累積訓練，讓身體慢慢習慣，自然也就會慢慢跟上。

治好腰痛的訣竅

1. 不只接受治癒，自己也要活動身體。
2. 不要誤把手術當成治療的終極目標。
3. 訂定目標，保持積極心態。
4. 細數改善的地方，不去看不好的地方。
5. 了解自己的體力（肌力），不要勉強。

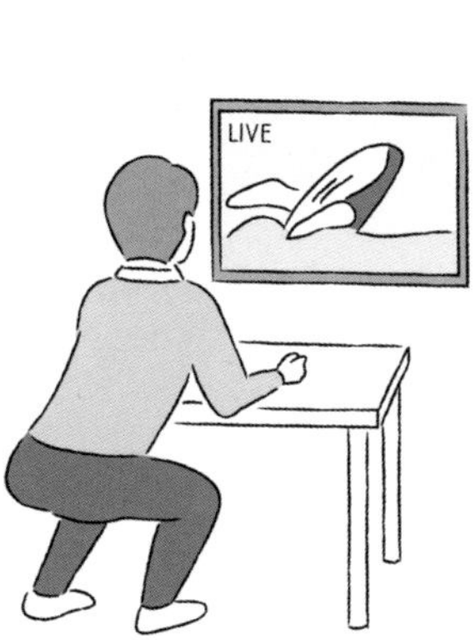

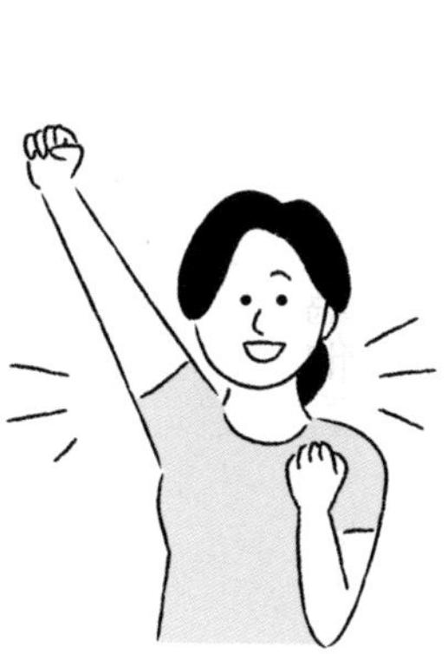

腰痛與深蹲Q&A

Q

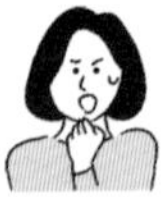

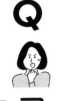

「腰痛」似乎是許多人的煩惱，可是為什麼會有那麼多人都有這樣的煩惱呢？

A

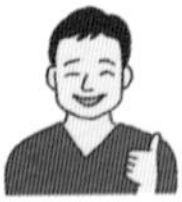

年輕人大多是因為過度運動或扭動，造成腰部過勞，進而引發腰痛。

而高齡者，則是駝背的人比率增加。

駝背姿勢會導致重心往前移，要在這種姿勢下維持身體平衡，會對腰部造成很大負擔。

這也就是為什麼無論男女老少大多會有腰痛的困擾。

Q

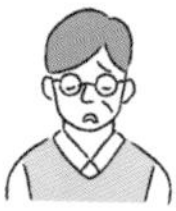

我從以前就超級不擅長運動。像我這樣的宅男，真的也能改善腰痛或膝蓋痛嗎？

A

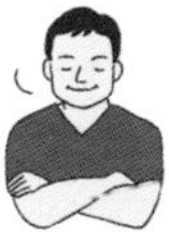

稱呼「運動」會給人門檻很高的感覺。
在腰痛治療中，我們雖然是稱運動療法，
但**實際做的是「體操」**。
它並不是競賽或球類這類運動，
而比較像是以廣播體操為代表的「體操」，
因此**無論是誰都能實行**。

Q

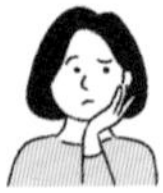

我讀到這裡還是不太懂……
「擺臀深蹲」
與其他體操有什麼不同呢？

A

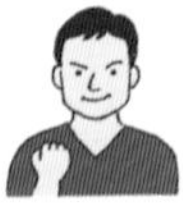

我所想出的擺臀深蹲與一般深蹲相比，
比較容易學會正確的姿勢，
而且任何人都能輕鬆做到。
它還有個好處，是能自己自由調整運動強度。
從運動選手到超級高齡族，
每個人都能配合自身程度，愉快地進行訓練。

Q

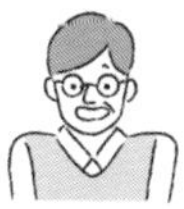

我還不到腰痛的程度，但疲倦時會感到腰部疲勞，這會變成腰痛嗎？

A

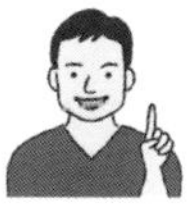

「疲憊倦怠」或是「早上很好，但下午就會不舒服」，可視為是腰部肌力不足的警訊。

在這樣的狀態下長時間維持同一姿勢，或者搬重物讓腰部過勞，
接著就會引起腰痛。
這絕對足以列為腰痛的候補者了。
不過只要強化腹肌與背肌，就有望改善。

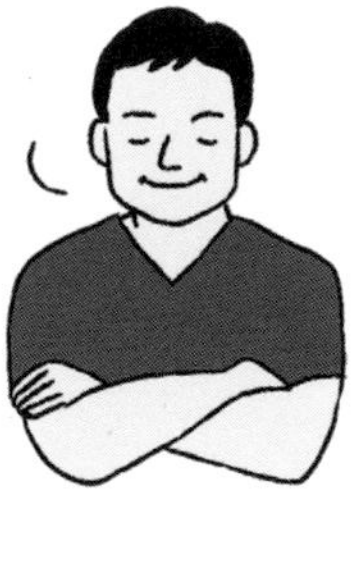

Q

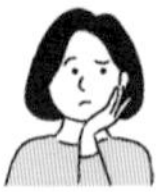

爸爸有膝蓋痛與腰痛問題，很怕訓練或是活動肌肉。針對高齡者可以推薦他們做擺臀深蹲嗎？

A

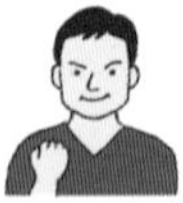

無論男女老少，如果因為害怕活動肌肉就不動的話，運動能力只會逐漸退化。我從平時就會指導患者，

不要因為腰痛就不動，而是要慢慢建立能自由活動的身體。

請放心把擺臀深蹲推薦給您的父親。

Q

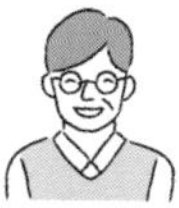

擺臀深蹲要持續做到什麼程度？在那之後呢？

A

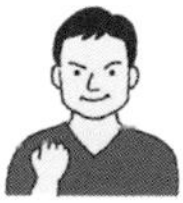

我希望各位能把擺臀深蹲變成每天的習慣，

理想上是做到如果不做，心理就會不舒暢的程度。

一旦放棄運動，運動能力就會下滑。

如果不運動，隨著年齡增長，身體能力也會逐漸衰退。

如果可以，我希望大家能每天做，並且做一輩子，用以對抗老化。

Q

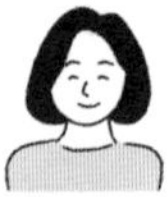

如果希望可以一輩子都不再腰痛與膝蓋痛，還需要做些什麼呢？

A

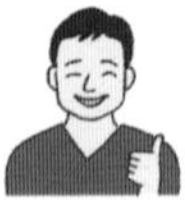

迎合這本書的主題，我應該要回答「擺臀深蹲」（笑）。

但現實是，

從日常開始保持正確的姿勢，

不要長時間維持同一姿勢，

還有**透過運動提升腿部與軀幹的肌力**

這三件事。

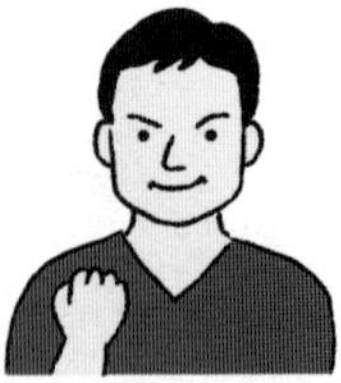

腰痛與膝蓋痛的成功改善經驗談

CHAPTER

3

擺臀

桌邊深蹲

經驗談 1

和吉原醫師一起訓練，讓我對腰部重拾自信！

遠藤慎之介先生　50歲　公司職員

我長年受慢性腰痛所困擾。在和我有一樣煩惱的熟人介紹下，我來到Alex Sekitsui Clinic診所求診。

馬上，我就遇到了吉原潔醫生為我看診，並開始了治療的程序。在看診時，當我說出我的興趣是「重訓」時，醫生忽然眼睛一亮。

他問我：「今後要不要一起訓練？」自此我便加入了「吉原重訓補習班」。

吉原醫生的重訓首重**安全第一**，所以能很放心。而且訓練**主打用「最輕的力量」達到「最大的效果」。**這樣的思考方式十分新穎，一直以來我都是自己一個人訓練，沒有人教，因此我感到十分新奇。

目前我已經上了四堂課，**每次都讓我大開眼界。**無論「桌邊深蹲」還是「一般深蹲」，我都跟著醫生學到了精髓。用自己的方式做，和徹底了解之後再做，兩者的效果完全不同。多虧了醫生，最近我開始對腰部重拾自信，很感謝能遇到醫生。

經驗談 2

原本痛到走不了的膝蓋，做了2週的「擺臀深蹲」就迅速恢復！

渡邊惠子小姐　74歲　無業

我原本有髖關節不適的困擾。大約十五年前，吉原醫生來到了大學醫院，我在那間醫院接受了人工髖關節手術。術後我感到非常舒適，疼痛也都消失了，能這樣正常地生活令我十分開心。

但是大約從一年前開始，這回換膝蓋開始痛了起來。於是我再次找到我信賴的吉原醫生，一邊接受玻尿酸的注射治療，一邊開始做醫生推薦的「擺臀深蹲」。

大約**持續做了兩週左右，我就感覺膝蓋的疼痛有慢慢減輕**，

EXPERIENCE

就這樣**持續做一個月後，疼痛已幾乎消失，我又能再次行走了。**

我真的很感激醫生。雖然現在已經幾乎不會痛，但我很怕如果停止訓練，疼痛會再找上門，所以我不能放棄。我希望能一直維持住膝蓋的狀態，衷心希望吉原醫生今後也不要放棄我，繼續惠予指導。

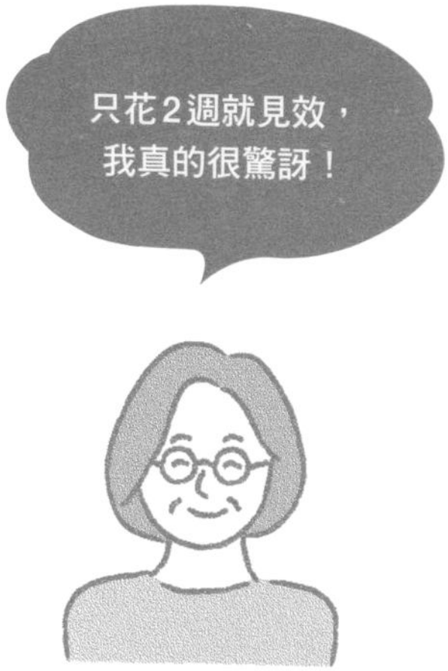

經驗談 3

正確的深蹲指導，改善了我運動造成的腰痛

望月慶太先生（假名） 45歲 公司職員

我平時有參加寬板滑水比賽。寬板滑水是一項人站在滑板上，在海面上由快艇用繩子拉動的水上運動。這項運動非常有趣，能利用海浪享受跳躍、玩出技巧，或在水上輕盈滑行。

不過，這項運動必須維持重心，好在不穩定的水面上站立，很需要關節的柔軟度、臀部肌肉以及小腿和軀幹的肌力，因此在水上會對身體造成很大的負擔。

我因為寬板滑水的緣故而有了腰痛的困擾，於是來到診所

求助。一般都是專屬訓練師幫我檢查，但有幾次我直接見到了吉原醫生，這對我有很大的幫助。

我的臀部肌力較弱，在深蹲時會容易感到疲憊，負重時身體則會向右傾斜。但在吉原醫生的指導下，我改正了這個壞習慣，腰痛**也比以往改善許多，這也讓我在比賽中拿下好成績。**今後我也想繼續做有效的訓練，希望能持續獲得醫生的指導。

經驗談 4

第一次接受診療，就緩解了我連在台上鞠躬都有困難的腰痛

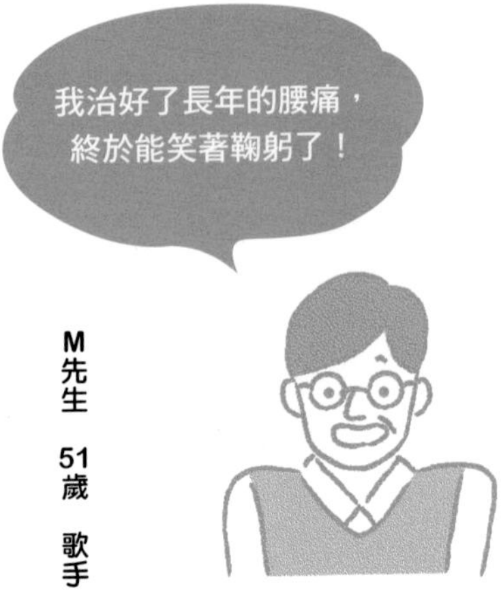

M先生　51歲　歌手

我有長年腰痛的困擾，一直很難做出彎腰向前的姿勢。然而身為一名歌手，必須要在舞台上向觀眾行禮，可是當我在彎腰鞠躬時，常會因為疼痛難忍而難以保持臉上的笑容。

這時我的經紀人為我找到了腰痛名醫——吉原醫生，我馬上滿懷欣喜地前往求診。

吉原醫生在看診時告訴我「不要過度使用腰椎」以及「正確使用髖關節」這兩件事的重要性。我還馬上在現場實踐了醫生教我的方法，**沒想到疼痛當場就有了明顯的改善，這讓我十分吃驚。只要正確地活動肌肉與關節就能馬上見效，這真的很驚人。**

不但解決了舞台上的煩惱，我很開心能有更好的演出表現。真的很感謝醫生，希望您未來也能繼續一展長才，幫助更多的人。

經驗談 5

怎麼也治不好的「萬年駝背」不可思議地自然好了

永野MINORI小姐（假名） 26歲 醫院職員

我原本有姿勢不良，還有一鬆懈就會駝背的煩惱。看著鏡子，也覺得自己的駝背實在很明顯，不僅不美觀，還讓年紀尚輕的我看起來總是很疲憊。這樣的體態與漂亮年輕女性的形象相去甚遠，原本交往的對象也離我而去，我還曾經非常沮喪地認定「這或許也跟我駝背有關……」。

即使如此，我仍然難以改善我的姿勢，直到遇到了吉原醫生，事情才有了轉機。每當吉原醫生在診所發現我又不自覺駝背時，總是會馬上提醒我：「看，妳又駝背了，請改正妳的姿勢！」剛開始我還覺得：「真是位囉嗦的爺爺。」（這是祕密……笑）但在醫生不斷的督促下，我養成了保持正確姿勢的習慣。

此外，在醫生的指導下，我會在休息時間做**醫生獨家的「矯正駝背小練習」**（詳細做法請見第１００頁的介紹），鍛鍊維持正確姿勢所需的肌肉。**這項訓練對我非常有效。**桌邊深蹲我只有偶爾做，但我也覺得很有效。

直到現在，我依然很感謝吉原醫生（很抱歉我曾經覺得您是位囉嗦的爺爺）。

經驗談 6

曾被禁止的深蹲治好了我的腰痛！正確的訓練指導能讓症狀漸漸好轉

山口祐子小姐　54歲　公司職員

我因為腰痛的困擾，已經看了兩年的骨科門診，可是情況卻一直沒有好轉，為此感到沮喪的我決定找脊椎專業的吉原醫生看診。

我是一名「女子比基尼」選手，這是健美運動的新項目。競賽的評審標準是以平衡的身體比例、肌膚色澤，以及是否具備高雅舉止和女性健康體態為準。當我告訴醫生自己正在為比賽健身以鍛鍊身體時，他便指出我的訓練方法可能有誤。明明是想努力練出肌肉，卻反而造成了腰痛，於是吉原醫師決定親自指導我如何健身。

訓練指導是從「深蹲」與「硬舉」開始，這讓我感到十分驚訝，因為這兩項都是其他骨科耳提面命叫我不要做的項目。然而，**當我以正確的方式訓練，我的腰痛便逐漸獲得改善。**

多虧醫生徹底矯正我「深蹲」與「硬舉」的姿勢，我的身體才能好好記住正確的做法。現在我已經不怕腰痛，能充滿自信地訓練。醫生的指導不僅治好了我的腰痛，也讓我能更有效率地為比賽鍛鍊體格，真是好事一籮筐。吉原醫生，真的很謝謝您！

這次大會，我的目標是拿下冠軍。

Column

只要照X光，果真就能查出腰痛成因？

因為腰痛前往骨科診所就診時，首先會從X光開始檢查。其中有些人會害怕輻射而不願意照X光，但基於以下理由，原則上我會希望病患能接受檢查。不過，也有一些人認為只要照了X光就能知道所有病因，這也是錯誤的想法。

在腰痛診療指南中有句話，「腰椎X光片能為腰痛診斷提供有意義的見解，然而針對非特異性腰痛，則不建議使用常規的攝影檢查」。可是若不檢查，就無法得知是否為非特異性腰痛，所以我還是希望患者能接受X光檢查。透過X光攝影，不僅能看出腰椎的骨骼年齡、骨骼是否穩定，也可以照出椎體骨折或腫瘤等情形。然而，椎間盤突出與腰椎管狹窄症卻是不能單靠X光檢查（除了部分鈣化的例子外，幾乎無法判定）。

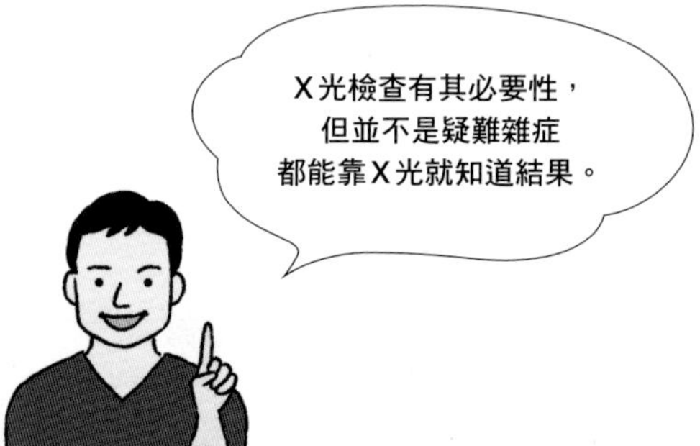
X光檢查有其必要性，
但並不是疑難雜症
都能靠X光就知道結果。

正確的站坐姿勢，深蹲效果更加倍！

CHAPTER

4

擺臀

桌邊深蹲

想從此告別腰痛與膝蓋痛，正確的姿勢很重要

首先讓我們一起來思考什麼是正確的姿勢。各位知不知道疊疊樂這個遊戲？當積木直立時就不會倒，但只要出現傾斜就會倒塌。**人體也是一樣的原理，以良好的姿勢直立時，就不會有多餘的施力。**然而，當姿勢不良或傾斜時，就需要額外的力量來維持身體不要傾倒。如此一來便會產生多餘的施力，導致容易疲勞，並引發肩膀僵硬、腰痛、膝蓋疼痛。

正確姿勢還有一項優點是美觀，也就是能帶給他人好的印象。從事需要拋頭露面的職業的人，比如一名播報員，如果駝著背出現在螢幕前，看起來會很奇怪吧。

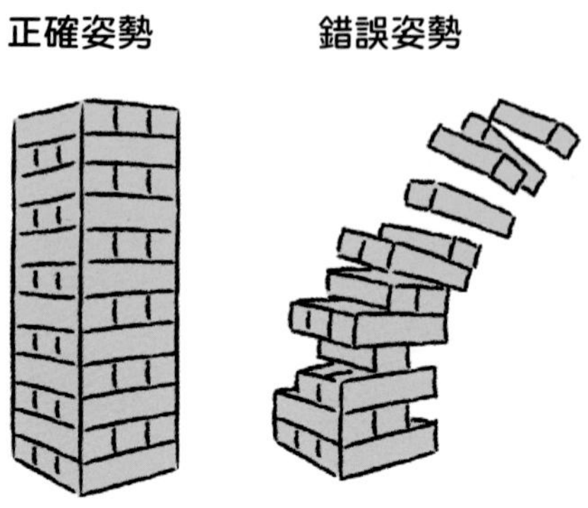

可是只要稍微留意就能改善身體外觀，各位何不試著做做看呢？

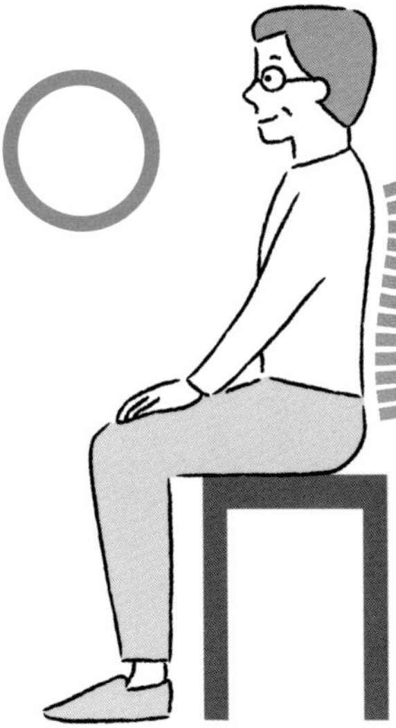

脊椎呈現
自然的曲線

骨盆好好地挺立，脊椎也保持穩定，呈現原有的自然曲線。

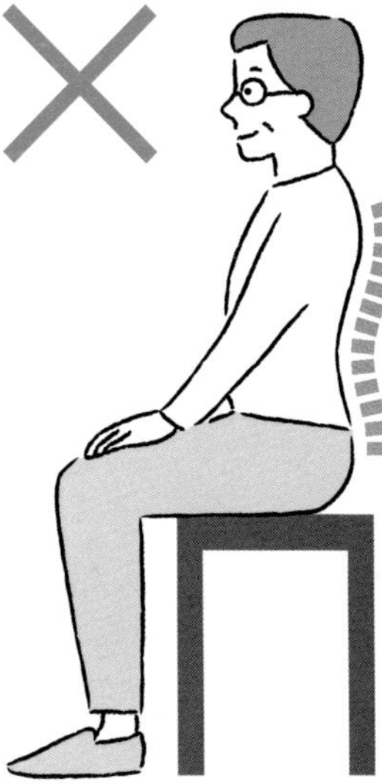

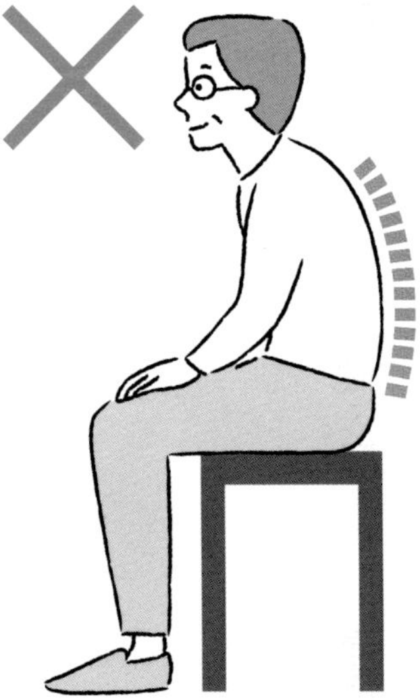

挺腰反折

臀部後方的尾椎突出，脊椎失去原有曲線，腹部也會突出。

駝背

骨盆後傾，脊椎隆起，容易引發腰痛。

讓身體記住正確的站姿，全身都能變得輕鬆又美麗

所謂正確的站姿，是要挺直背脊，站立時後腦杓、肩胛骨、臀部、小腿、腳跟要連成一直線。在這樣的狀態下，由頸椎、胸椎、腰椎、薦骨構成的脊椎並不是呈現筆直的一條線，而是自然的曲線，這才是正常的體態。而且這樣的狀態不需要有多餘的施力，是最穩定的站姿。穩定站著才不容易感到疲勞，身體也更美觀。如果因駝背導致姿勢前傾，腰部肌肉就會為了要支撐頭部重量而逐漸疲勞疼痛，還會引發肩膀僵硬。

其中，背部靠牆站立的「靠牆站」練習法，最適合用來學習正確的站姿。重點是肩胛骨的外側要緊貼牆壁，並充分垂下雙肩，不要聳肩。雙手手背若能緊貼牆壁會做得更好。

養成正確的站姿

挺胸
耳朵到踝關節
呈一直線

①～⑤
這5處
要靠牆！

從正面看
沒有往左右
任一側傾斜？

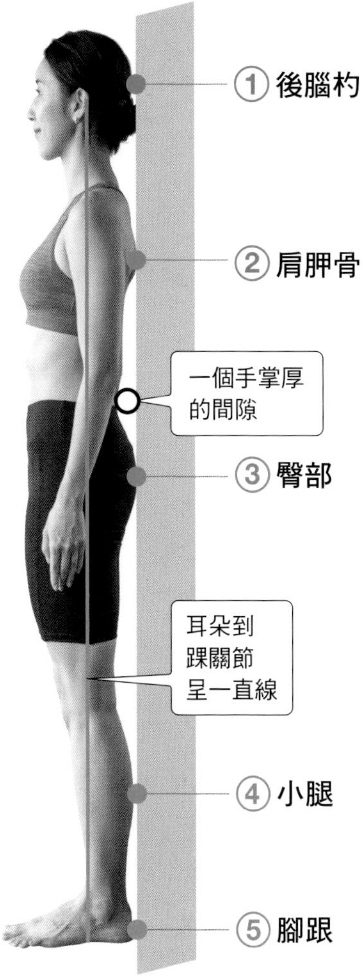

① 後腦杓
② 肩胛骨
一個手掌厚
的間隙
③ 臀部
耳朵到
踝關節
呈一直線
④ 小腿
⑤ 腳跟

練習站立時，站在牆壁前，讓後腦杓、肩胛骨、臀部、小腿、腳跟靠牆是很棒的方式，多做幾次就能養成習慣！

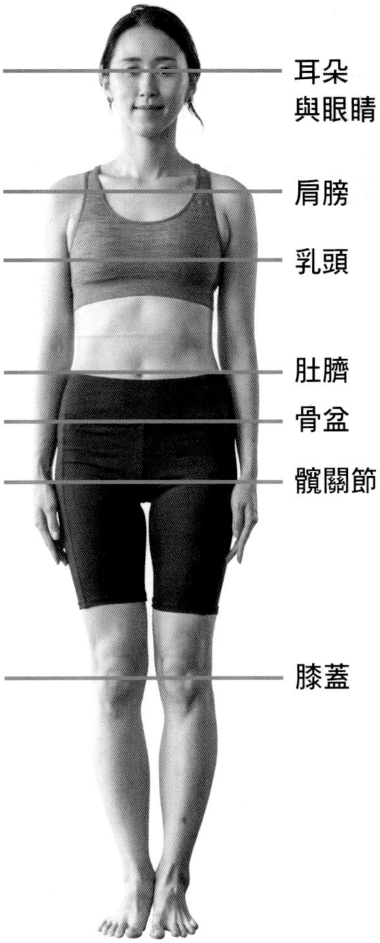

耳朵
與眼睛
肩膀
乳頭
肚臍
骨盆
髖關節
膝蓋

肩膀放鬆不出力。站在鏡子前，確認以上幾處有沒有向左右任一側傾斜，就能找出歪斜處。

正確的坐姿很重要，不對的坐姿使身體哪裡都痛！

正確坐姿只要仿效正確站姿的上半身就行了。但我在正確站姿的部分曾提到「穩定站著才不容易感到疲勞」，這可能會容易讓人對不易疲勞的坐法產生誤解，這裡有必要說明一下。

說到放鬆的坐法，大家一般會聯想到背靠在沙發上的坐姿，但這其實和輕鬆、不易疲勞的坐法是兩回事。前者在短時間內能放鬆並感到舒適，但時間一長，反而會因腰椎後彎（駝背）而腰痛。再者仔細想想，這種隨意的坐姿也絕對不會好看。

正確的坐法是，坐的時候要遠離椅背，不要倚靠，並想像有條線從天花板把身體吊著般，挺直背脊坐正。

養成正確的坐姿

養成習慣後，
可預防肩膀僵硬與駝背！

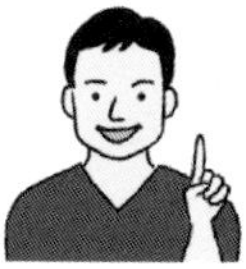

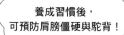

**頭部在
脊椎上方**

頭不要向前突出或朝下，而是筆直地立在脊椎之上。

視線朝前

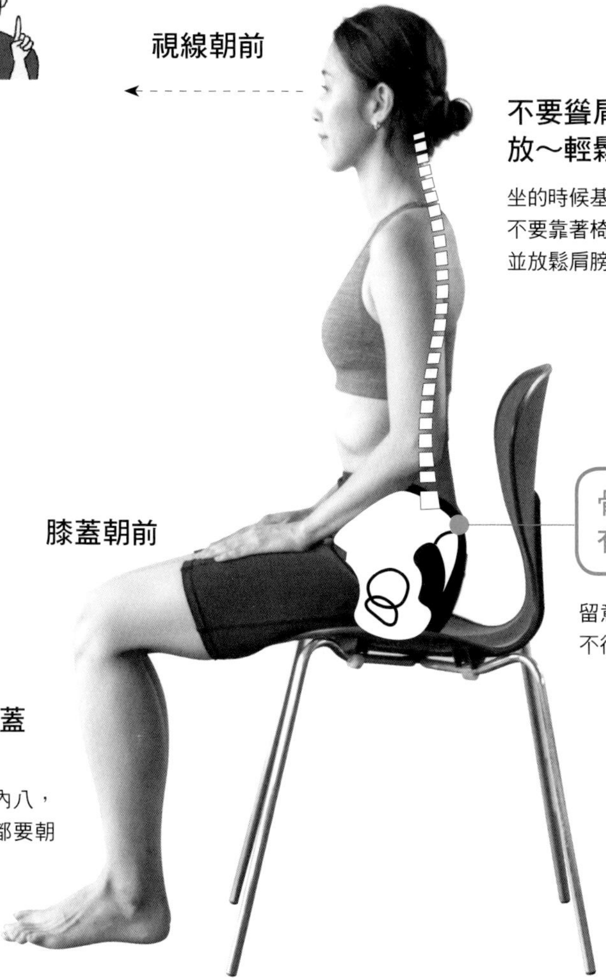

**不要聳肩
放～輕鬆**

坐的時候基本上不要靠著椅背，並放鬆肩膀。

膝蓋朝前

骨盆有沒有立正？

留意骨盆要立正，不往前後傾倒。

**腳尖與膝蓋
同方向**

不要開腿或內八，膝蓋與腳尖都要朝向正前方。

【矯正駝背小練習，對腰痛也有鮮明效果】

矯正駝背時，必須要讓脊椎的胸椎部分具備柔軟度。隨著年齡增長，無法挺起胸椎的人也急遽增加。平時仰躺睡覺時，可以在肩胛骨附近放毛巾、枕頭或泡棉滾筒等，做挺背的伸展。進行時雙手舉高擺出萬歲姿勢，效果更加倍。

關於矯正駝背的肌肉訓練，我會在第100頁介紹鍛鍊髂腰肌的運動。具體方法是坐在椅上挺直背脊，抬起膝蓋讓雙腳離地後維持姿勢。這個動作其實很困難，背會後傾的人也可以把手放在椅面上輔助。

留意是否駝背時，也要記住頸部後方的皮膚與背部呈一直線的姿勢，也別忘了收下巴。

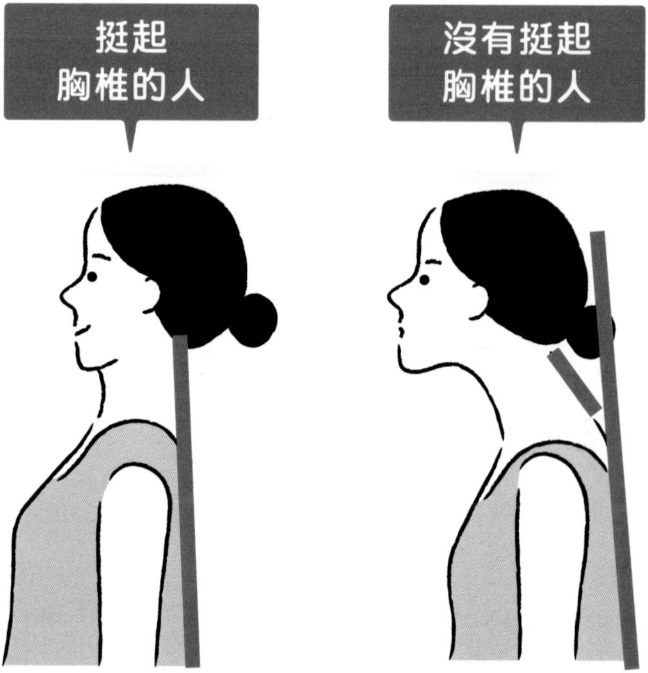
挺起
胸椎的人
沒有挺起
胸椎的人

胸椎在哪裡？

從頸部貫穿到腰部的脊椎當中，胸部部分的骨頭本來是呈現向後彎曲的形狀。但現代人除了有駝背等姿勢不良的問題外，隨著年齡增長，胸椎的曲線也會變得愈來愈緊繃，並失去柔軟度，導致就算想挺直背脊也無法挺直的問題。

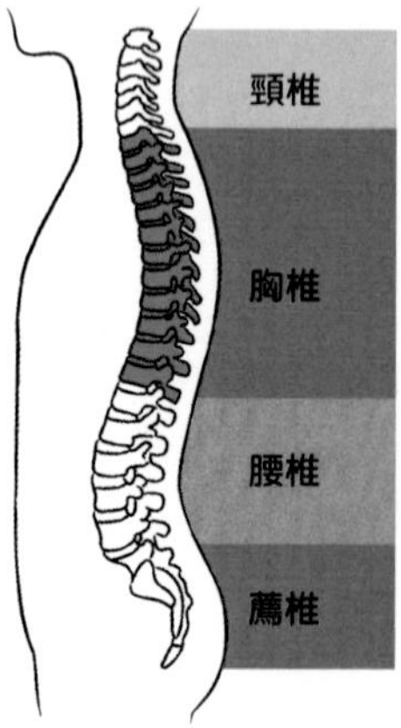
頸椎
胸椎
腰椎
薦椎

任何人都能做到的

矯正駝背小練習！

1 挺直背脊坐好

2 抬起雙腳離地

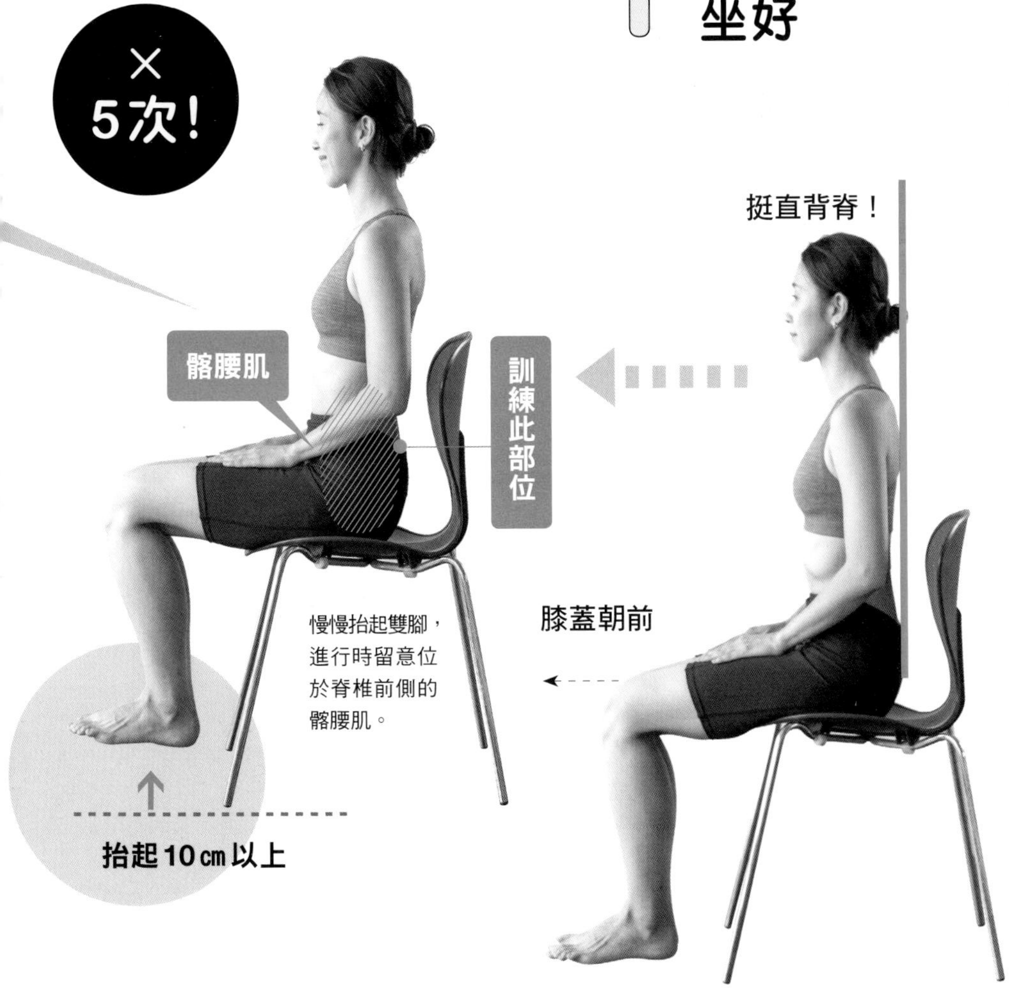
×
5次！
挺直背脊！
髂腰肌
訓練此部位
膝蓋朝前
慢慢抬起雙腳，進行時留意位於脊椎前側的髂腰肌。
抬起10㎝以上

這樣也
OK！

咦，好像辦不到……？

這時手放在
椅子上也可以！

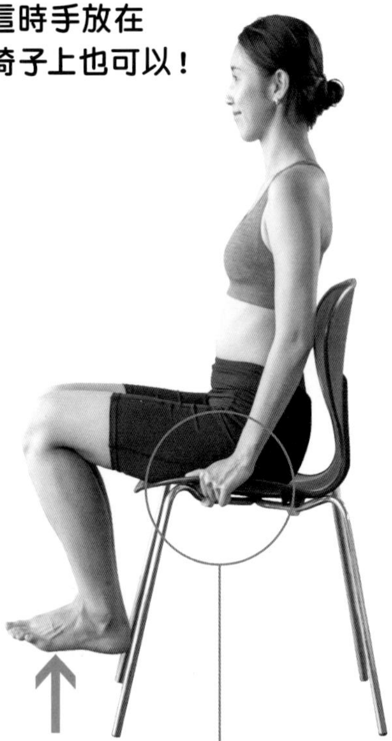

用手壓著椅子
會比較輕鬆！

如果覺得執行上有困難，可以用手壓著椅子，應該就能抬得起來。一開始先用手，慢慢強化肌肉。

NG

若面朝下駝背的話，會變成髂腰肌以外的地方在施力，無法正確鍛鍊。

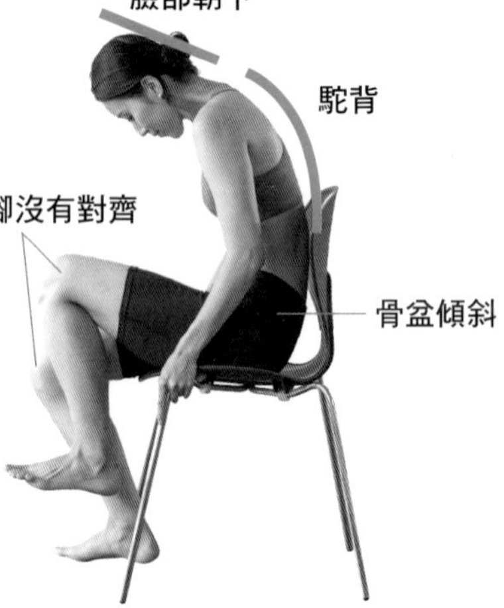

看似簡單，但其實不太容易抬起！
請慢慢做，不要放棄。

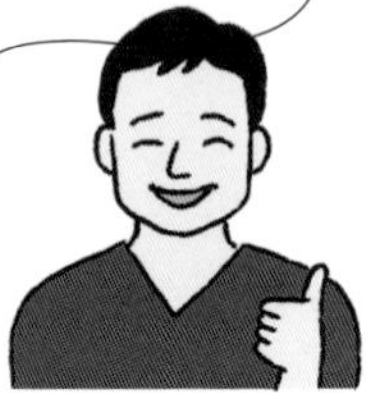

在醫學部沒有學到的「身體鍛鍊」

我是從十年前開始對「鍛鍊身體」產生興趣。我認為醫生在指導患者時，總會說「請減重瘦身」或「請多運動」，但實際上自己卻沒有做過的話很沒有說服力。想要健康地變瘦，就需要營養學的知識；想要適當運動，就需要運動訓練學的知識，但這些內容我在醫學部都沒有學過，於是我開始努力地學習。而這也就成為我進入這門領域的契機。

一般坊間廣為流傳的營養攝取與訓練的資訊，往往缺乏可靠的佐證，內容可說是魚目混珠，必須要靠醫生（科學家）的眼睛排除錯誤謠言，挑出正確的

資訊。只要正確理解箇中邏輯，便能了解有些是過於誇張（言過其實）的說法，例如「深蹲時膝蓋不要超出腳尖」或「增加肌肉能提升代謝，打造易瘦體質」等。在這樣不斷鑽研下，我愈來愈感興趣。

我甚至還參加了健美比賽，並取得健身教練的資格，人生也因此發生了改變。現在，我學到了讓患者藉由舉重訓練改善腰痛的知識。就算是骨科大學教授，也沒什麼像我一樣的（怪）人能懂這些事，我為此感到非常開心。非常希望這本書能對想鍛鍊身體的各位有所幫助。

吉原 潔

作者簡介

Alex Sekitsui Clinic 院長

吉原潔

日本醫科大學畢業，醫學博士。日本整形外科（相當於台灣的骨科）學會專業醫師、日本整形外科學會內視鏡下手術・技術認證醫師，日本運動協會、美國健身教練專家機構NESTA認證的運動醫師與個人健身教練，亦是腰椎管狹窄症、椎間盤突出等脊椎內視鏡手術的專家。是醫生，也是精通肌肉且具備資格的訓練者，擁有稀有的專業技能，提供雙領域知識的精確治療與保健，因此有不少患者慕名求助。

1分鐘輕鬆做！

擺臀深蹲解痛術

出　　版／楓葉社文化事業有限公司
地　　址／新北市板橋區信義路163巷3號10樓
郵政劃撥／19907596 楓書坊文化出版社
網　　址／www.maplebook.com.tw
電　　話／02-2957-6096
傳　　真／02-2957-6435
作　　者／吉原潔
翻　　譯／洪薇
責任編輯／江婉瑄
內文排版／楊亞容
校　　對／邱鈺萱
港澳經銷／泛華發行代理有限公司
定　　價／320元
初版日期／2022年1月

國家圖書館出版品預行編目資料

1分鐘輕鬆做！擺臀深蹲解痛術 / 吉原潔作
; 洪薇翻譯. -- 初版. -- 新北市 : 楓葉社文
化事業有限公司, 2022.01　面；　公分

ISBN 978-986-370-365-5（平裝）

1. 健身運動 2. 腰 3. 膝痛

411.711　　　110018647